Mathilde Pircher

Analyse génétique du VIH-1 au Congo-Brazzaville

Mathilde Pircher

Analyse génétique du VIH-1 au Congo-Brazzaville

Caractérisation moléculaire du VIH-1 et résistance aux antirétroviraux

Presses Académiques Francophones

Impressum / Mentions légales

Bibliografische Information der Deutschen Nationalbibliothek: Die Deutsche Nationalbibliothek verzeichnet diese Publikation in der Deutschen Nationalbibliografie; detaillierte bibliografische Daten sind im Internet über http://dnb.d-nb.de abrufbar.
Alle in diesem Buch genannten Marken und Produktnamen unterliegen warenzeichen-, marken- oder patentrechtlichem Schutz bzw. sind Warenzeichen oder eingetragene Warenzeichen der jeweiligen Inhaber. Die Wiedergabe von Marken, Produktnamen, Gebrauchsnamen, Handelsnamen, Warenbezeichnungen u.s.w. in diesem Werk berechtigt auch ohne besondere Kennzeichnung nicht zu der Annahme, dass solche Namen im Sinne der Warenzeichen- und Markenschutzgesetzgebung als frei zu betrachten wären und daher von jedermann benutzt werden dürften.

Information bibliographique publiée par la Deutsche Nationalbibliothek: La Deutsche Nationalbibliothek inscrit cette publication à la Deutsche Nationalbibliografie; des données bibliographiques détaillées sont disponibles sur internet à l'adresse http://dnb.d-nb.de.
Toutes marques et noms de produits mentionnés dans ce livre demeurent sous la protection des marques, des marques déposées et des brevets, et sont des marques ou des marques déposées de leurs détenteurs respectifs. L'utilisation des marques, noms de produits, noms communs, noms commerciaux, descriptions de produits, etc, même sans qu'ils soient mentionnés de façon particulière dans ce livre ne signifie en aucune façon que ces noms peuvent être utilisés sans restriction à l'égard de la législation pour la protection des marques et des marques déposées et pourraient donc être utilisés par quiconque.

Coverbild / Photo de couverture: www.ingimage.com

Verlag / Editeur:
Presses Académiques Francophones
ist ein Imprint der / est une marque déposée de
OmniScriptum GmbH & Co. KG
Heinrich-Böcking-Str. 6-8, 66121 Saarbrücken, Deutschland / Allemagne
Email: info@presses-academiques.com

Herstellung: siehe letzte Seite /
Impression: voir la dernière page
ISBN: 978-3-8416-2766-7

Remerciements

La thèse « Caractérisation moléculaire du VIH-1 et résistance aux antirétroviraux chez des patients de Brazzaville, République du Congo » a été présentée et soutenue publiquement le 11 Octobre 2012 à l'université Victor Segalen Bordeaux 2.
Elle a obtenu la mention très honorable, avec les félicitations du jury.

L'auteur tient à remercier toutes les personnes ayant contribué à l'élaboration de ce travail, et tout particulièrement :

- Monsieur le Professeur Fleury, directeur et président de jury, ainsi que toute l'équipe du laboratoire de virologie du centre hospitalier universitaire de Bordeaux, et notamment Mmes Pinson et Papuchon,

- Les membres de mon jury de thèse : Mme le Docteur Lazaro, MM. les Professeurs Neau et Malvy et MM. les Docteurs Tchamgoué et Simon,

- M. le Docteur Diafouka et toute l'équipe du centre de traitement ambulatoire de Brazzaville.

Un article basé sur cette étude a été publié dans la revue internationale *AIDS Research and Human Retroviruses* :
Pircher M, Diafouka M, Papuchon J, Recordon-Pinson P, Nsonde Mahambou D, Akolbout M, Simon B and Fleury H. Molecular Characterization of HIV Type 1 in Brazzaville, Republic of Congo and First Data on Resistance to Antiretroviral Drugs. *AIDS Res Hum Retroviruses*. 2012;28(12):1798-802.

A Sébastien,

Sommaire

Abréviations utilisées

3TC :   lamivudine

ABC :   abacavir

Ac :   anticorps

AERES :   Agence d'évaluation de la recherche et de l'enseignement supérieur

Ag :   antigène

ANRS :   Agence nationale de recherche sur le sida et les hépatites

APS :   accompagnateur psychosocial

ARV :   médicaments antirétroviraux

AS :   assistante sociale

AZT :   zidovudine

BET :   bromure d'éthidium

Cel :   cellule

CICR :   Comité international de la Croix-Rouge

CHU :   centre hospitalo-universitaire

CNLS :   Conseil national de lutte contre le sida

COMEG :   Congolaise des médicaments essentiels génériqués

CRF :   circulating recombinant form

CTA :   centre de traitement ambulatoire

CV :   charge virale

ddl :   didanosine

DLC :   diarrhée au long cours

dnTP :   mélange des quatre désoxyribonucléotides triphosphates (dATP, dCTP, dGTP et dTTP)

d4T :   stavudine

EDTA :   ethylène diamine tétra-acétique

EFV :   efavirenz

ET :   écart-type

ETR :   etravirine

FLC :   fièvre au long cours

FTC :   emtricitabine

GECSA :   groupe épidémiologique clinique du sida en Aquitaine

HIVDR :   HIV drug resistance, mutation de résistance du VIH

HPV :   papillomavirus

HSH :   hommes ayant des rapports sexuels avec des hommes

ICAARV :   Initiative congolaise d'accès aux antirétroviraux

IDV/r :   indinavir boosté par du ritonavir

INTI :   inhibiteur nucléosidique ou nucléotidique de la transcriptase inverse

INNTI :   inhibiteur non nucléosidique de la transcriptase inverse

IO :   infections opportunistes

IP :   inhibiteur de la protéase

IIQ :   intervalle interquartile

ISPED :   institut de santé publique, d'épidémiologie et de développement

LPV/r :   lopinavir boosté par du ritonavir

Min :   minute

Nb :   nombre
NR :   non renseigné
NVP :   névirapine

OMS :   Organisation mondiale de la santé

PCR :   polymerase chain reaction, réaction en chaîne par polymérase.
PNLS :   Programme national de lutte contre le sida
Prot :   gène de la protéase
PTBM :   plateau technique de biologie moléculaire
PTME :   prévention de la transmission mère-enfant
PVVIH :   personne vivant avec le VIH

Rdv :   rendez-vous
Rpm :   rotor per minute, tours par minute.
RPV :   rilpivirine
RT :   gène de la rétrotranscriptase

Sec :   seconde
SIDA :   syndrome d'immunodéficience acquise
SIV :   virus de l'immunodéficience simienne

TAMs :	thymidine associated mutations
TAR :	traitement antirétroviral
TBE :	tris borate EDTA
TI :	transcriptase inverse ou rétrotranscriptase
UDG :	usagers de drogues
UMR :	unité mixte de recherche
URF :	undetermined or unknown recombinant form
VIH :	virus de l'immunodéficience humaine
VHB :	virus de l'hépatite B
VHC :	virus de l'hépatite C

Introduction

L'infection par le VIH/SIDA est un problème majeur de santé publique tant au niveau mondial (33,3 millions de personnes vivant avec le VIH (PVVIH)), qu'en Afrique subsaharienne (22,5 millions de PVVIH) [1].

La progression de la maladie se stabilise dans la plupart des régions du monde, sauf en Europe de l'Est et en Asie Centrale, où les nouvelles infections par le VIH sont en hausse [2]. Le nombre de personnes nouvellement infectées a diminué de 21 % en 2009 (2,6 millions) par rapport à 1997 (3,2 millions), année où le nombre de nouvelles contaminations a été le plus élevé [1, 3].

Cependant, le nombre total de PVVIH continue d'augmenter, en raison des effets combinés des nouvelles infections et de l'impact bénéfique des thérapies antirétrovirales. L'objectif « 3 par 5 » de l'Organisation mondiale de la santé (OMS) et de l'ONUSIDA (3 millions de PVVIH ayant accès aux antirétroviraux en 2005), bien qu'atteint en 2007, a permis d'initier une politique d'accès aux antirétroviraux (ARV) à grande échelle dans les pays à ressources limitées [2, 4, 5]. Mais le traitement de millions de PVVIH à travers le monde s'accompagne inévitablement de l'émergence et de la transmission de mutations de résistance du VIH (HIVDR), de même pour ce qui est de l'utilisation des ARV en traitement préventif, d'où la nécessité de développer des réseaux de surveillance des mutations de résistance (WHO/HIVResNet) [6, 7].

L'OMS a établi de nouvelles recommandations en 2010 [8] afin de combiner prise en charge thérapeutique et approche de santé publique. Bien qu'une certaine réduction des coûts et une standardisation des méthodes de mesure de la charge virale et des tests génotypiques [9, 10] soient recherchées, l'accès à un suivi biologique adéquat est encore restreint dans les pays à ressources limitées, ce qui renforce le développement et l'accumulation de mutations de résistance [11].

Les données concernant la caractérisation moléculaire du VIH et les mutations de résistance sont faibles dans certains pays d'Afrique Subsaharienne, notamment au Congo-Brazzaville. La République du Congo est un pays d'Afrique centrale où les traitements antirétroviraux (TAR) recommandés sont appliqués sans notions relatives à l'émergence et à la transmission de mutations de résistance. Le travail entrepris au centre de traitement ambulatoire (CTA) de Brazzaville se base sur des prélèvements de plasma, déposés sur papier buvard, de patients séropositifs naïfs et de patients traités en échec de première ligne thérapeutique. Il vise à déterminer la prévalence des mutations de résistance au sein de ces deux populations, à étoffer les données relatives à l'écologie virale du VIH-1 dans ce pays et à donner un aperçu des pratiques de prise en charge d'un PVVIH dans un pays à ressources limitées.

➤ Dans un premier temps, après avoir resitué l'infection par le VIH dans son ensemble et dans ses particularités physiopathologiques et génétiques, nous présenterons les principales parties prenantes de cette étude, à savoir le centre de traitement ambulatoire de Brazzaville et le laboratoire de virologie de l'université Bordeaux 2.

➢ Dans un deuxième temps, nous exposerons les objectifs de cette étude et les moyens mis en œuvre pour y parvenir, en décrivant les étapes nécessaires à son élaboration et les expérimentations réalisées.

➢ Ensuite, nous présenterons les résultats obtenus concernant les caractéristiques socioculturelles des populations étudiées et le suivi biologique dont elles ont bénéficié, ainsi que ceux obtenus par amplification des isolats.

➢ Enfin, nous proposerons différentes explications aux particularités mises en évidence.

Première partie - Présentation générale

1. Généralités sur le VIH-1

1.1. Classification et origines [12, chap. 1, 13]

Les virus de l'immunodéficience humaine (VIH) appartiennent à la famille des rétrovirus, et parmi ceux-ci à la sous-famille des lentivirus. Ils comprennent un génome à ARN monocaténaire et une transcriptase inverse (TI).

Ces virus sont répartis en deux grandes familles : le VIH-1 et le VIH-2, lesquelles ont probablement une origine simienne par anthropozoonose.

Les VIH-1 présentent une forte homologie avec le virus simien du chimpanzé *Pan troglodytes troglodytes* SIVcpz. Ils sont subdivisés en plusieurs groupes :

- le groupe M, majoritaire, est responsable de la pandémie actuelle. Il comprend neuf sous-types, A à D et F à H, J et K, certains subdivisés en sous-sous-types : A1 à A4 [14], F1 et F2 ; et plus de cinquante formes recombinantes (CRF) [15].
- les groupes O (outlier) et N (non O non P non M) sont nettement moins répandus à travers le monde, ils restent observés essentiellement en Afrique centrale.

- Le groupe P a été récemment individualisé chez une camerounaise [16].

Ces différents groupes ont été identifiés dans la même région géographique, à savoir les forêts équatoriales de l'Est du Cameroun.

Les groupes M et N trouvent leur origine à partir du SIVcpz, alors que le groupe O est relativement plus proche du SIV retrouvé chez le gorille *Gorilla gorilla* SIVgor et serait dérivé à la fois du SIVcpz et du SIVgor. Le groupe P est un proche parent du SIVgor et n'aurait pas de recombinaison avec les autres groupes du VIH-1 [16].

Les VIH-2 sont subdivisés en huit groupes, A à H [17], ayant une forte homologie avec le virus de l'immunodéficience simienne du mangabey *Cercocebus atys* SIVMM. Cette famille reste à l'état endémique, majoritairement en Afrique de l'Ouest.

1.2. Répartition mondiale

La pandémie qui sévit actuellement, touche plus de 33,3 millions de personnes (entre 31,4 millions et 35,3 millions selon les estimations) à travers le monde, d'après l'ONUSIDA [données 2009, 1]. L'Afrique subsaharienne totalise à elle seule plus de 22,5 millions de personnes vivant avec le VIH (PVVIH) (entre 20,9 millions et 24,2 millions), soit 67,6 % des PVVIH [1], alors qu'elle ne comprend que 856 millions d'habitants, soit 12,4 % de la population mondiale [18]. En 2009, le VIH/SIDA fut responsable de 1,8 million de décès (entre 1,6 million et

2,1 millions) de par le monde, dont 1,3 million (entre 1,1 million et 1,5 million) en Afrique subsaharienne, soit 72,2 % [1].

La répartition des différents sous-types du VIH-1 groupe M sur le globe n'est pas homogène et reflète l'ancienneté de l'épidémie dans les pays ainsi que les migrations de populations [17].

Ainsi, dans les pays dits développés, l'Amérique du Nord, l'Europe de l'Ouest, l'Australie et le Japon, le sous-type B prédomine, pourtant il ne représente que 12 % des infections mondiales. Paradoxalement, ce sous-type est utilisé comme référence pour tous les algorithmes de prise en charge, les procédures diagnostiques et thérapeutiques.

Le sous-type C est plus répandu au niveau mondial et responsable de plus de 51 % des infections par le VIH-1 dans le monde [13]. Il est majoritaire en dans le Sud de l'Afrique et en Inde. Le CRF01_AE le supplante actuellement dans le Sud-Est asiatique.

En revanche, en Afrique centrale tous les sous-types sont représentés, témoins de l'ancienneté de l'infection.

Cette répartition schématique évolue peu à peu du fait des migrations de populations, avec une diversification des sous-types et des formes recombinantes variable en fonction des régions allant en augmentant. Ainsi, en France par exemple, la proportion des sous-types non B atteint presque 35 % [12, chap. 1] et 43 % des découvertes de séropositivité notifiées en 2008 [19, chap. 12].

1.3. Structure virale du VIH-1 [12, chap. 1, 20]

Les VIH-1 sont des particules sphériques de 80 à 100 nm de diamètre, composées d'une membrane d'origine cellulaire (enveloppe) dans laquelle sont incorporées les glycoprotéines virales gp120 et gp41 (cf Figure 1).

A l'intérieur de cette membrane se situe la matrice (MA), qui contient une capside (CA), laquelle renferme l'ARN viral, les protéines régulatrices, les nucléocapsides (NC) et les enzymes protéase, transcriptase inverse et intégrase. Cet ensemble, la capside et son contenu, forme le noyau (*core*).

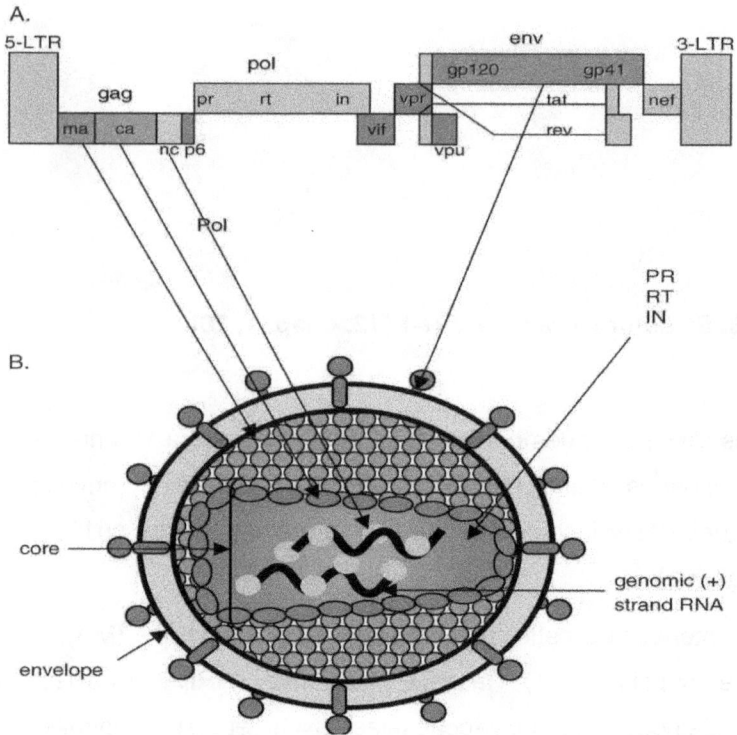

Figure 1. (A) Organisation du génome proviral du VIH-1. (B) Organisation de la particule virale mature du VIH-1 [20].

Le génome du VIH-1 est composé de neuf gènes. Trois gènes sont communs à tous les rétrovirus :

- Le gène **gag** dirige la synthèse, le transport à la membrane plasmatique et l'assemblage des précurseurs polyprotéiques de structure, permettant la formation de particules morphologiquement non différentiables des particules virales immatures.

- Le gène **pol** code pour les enzymes protéiques virales.

- Le gène *env* permet la formation du précurseur protéique gp160 des glycoprotéines d'enveloppe.

Les six autres gènes viraux sont :

- Les gènes *tat* et *rev*, qui codent pour des protéines régulatrices de l'expression des protéines virales ayant une implication dans la multiplication du virus.

- Les gènes *vif*, *vpr*, *vpu* et *nef*, qui codent pour des protéines dites accessoires, lesquelles, au niveau cellulaire, sont capables de modifier l'expression de certains gènes cellulaires et donc altèrent le fonctionnement des cellules de l'immunité, cibles du virus.

1.4. Le cycle de réplication du VIH-1 [12, chap. 1, 21]

Les cellules cibles du VIH sont des cellules de l'immunité, à savoir les lymphocytes T CD4+ auxiliaires (*helper*), dont les cellules T CD4+ mémoires, des cellules présentatrices d'antigène (macrophages, cellules dendritiques, cellules de Langherans) et les cellules microgliales du cerveau.

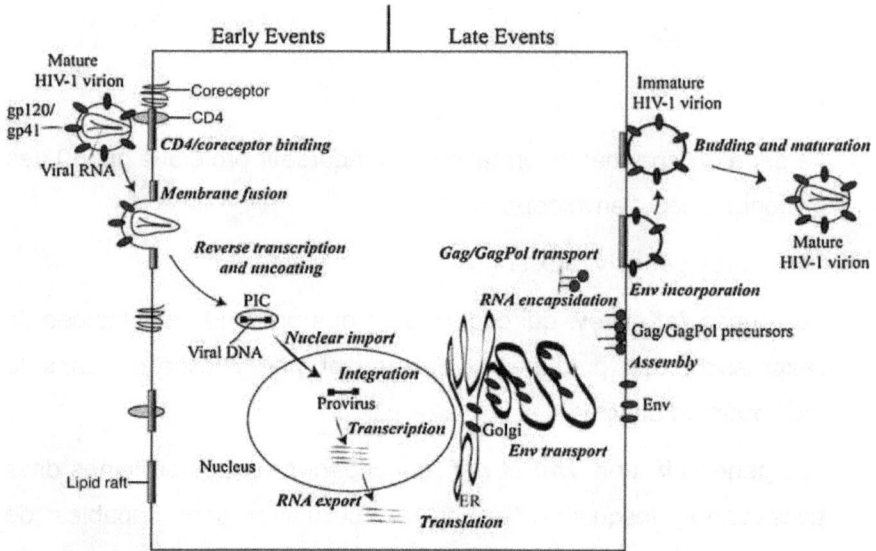

Figure 2. Représentation schématique du cycle de réplication du VIH-1 [21].

Le virus mature reconnait, *via* ses glycoprotéines d'enveloppe, le récepteur CD4+ et d'autres molécules de surface cellulaires, dont les corécepteurs CCR5 ou CXCR4 (cf Figure 2). S'en suit l'adsorption et la pénétration du virus dans la cellule cible par fusion de la membrane de la particule virale à la membrane cellulaire. Le *core* intègre le cytoplasme de la cellule hôte.

La TI est une enzyme multifonctionnelle avec une activité ADN polymérase ARN-dépendante, une activité RNase-H et une activité ADN-polymérase ADN-dépendante [22]. Elle rétrotranscrit donc l'ARN viral en ADN bicaténaire, conversion facilitée par les nucléocapsides et certainement la protéine vpr qui fait partie du complexe de rétrotranscription.

La transcription inverse et la décapsidation (c'est-à-dire la dissociation des protéines d'enveloppe et de la matrice dans le cytosol) semblent temporairement liées.

L'ADN viral est ensuite transporté au sein d'un complexe de préintégration (PIC) jusque dans le noyau de la cellule hôte. Une fois à l'intérieur du noyau hôte, l'ADN est intégré au génome de la cellule cible via l'action de l'intégrase et devient l'ADN proviral.

Les étapes suivantes conduisent à l'expression de nouvelles particules virales et dépendent du type et de l'état de la cellule infectée. Le provirus est transcrit en ARN génomique et ARN messager par l'ARN polymérase II de la cellule hôte, grâce à la séquence LTR 5'. Le taux de cette synthèse est sous le contrôle de la protéine tat.

Les ARN viraux migrent en dehors du noyau via l'action de la protéine rev. La traduction est réalisée en utilisant la machinerie cellulaire. L'ARN messager viral est épissé en ARN messagers codant pour les protéines constitutives du virus et les protéines de régulation qui sont les premières à être synthétisées. Les protéines de régulation, les enzymes et l'ARN génomique sont alors encapsidés.

L'assemblage des différents composants constitutifs de la future particule virale se fait au niveau de microdomaines membranaires riches en cholestérol. Le virion immature peut alors bourgeonner à la surface de la cellule. Il est maturé par le clivage des précurseurs polyprotéiques en protéines virales effectué par la protéase. Le virus mature est alors libéré dans le milieu extracellulaire et prêt à infecter une nouvelle cellule cible.

Plusieurs étapes de ce cycle de réplication restent incomprises ou font l'objet de controverses, notamment le processus de décapsidation et le rôle de la capside dans le complexe de rétrotranscription.

Les médicaments antirétroviraux (ARV) agissent au niveau des trois enzymes virales et des mécanismes d'entrée du virus dans la cellule cible [12, chap. 27] par :

- Inhibition de la TI, ce sont :

    o les inhibiteurs nucléosidiques et nucléotidiques de la TI (INTI) : zidovudine (AZT), stavudine (d4T), lamivudine (3TC), emtricitabine (FTC), abacavir (ABC), didanosine (ddI) et ténofovir (TDF), pour ceux disponibles au Congo.

    o et les inhibiteurs non nucléosidiques de la TI (INNTI) : névirapine (NVP) et efavirenz (EFV) pour le Congo, les molécules rilpivirine (RPV) et étravirine (ETR) n'étant pas disponibles.

- Inhibition de l'intégrase, non disponible au Congo.

- Inhibition de la protéase. Les seuls inhibiteurs de protéase (IP) disponibles au Congo sont le lopinavir boosté (LPV/r) et l'indinavir boosté (IDV/r), l'IDV/r n'étant plus utilisé.

- Inhibition de la fusion entre le virus et la membrane cellulaire, non disponible au Congo.

- Inhibition des corécepteurs CCR5 du VIH-1, non disponible au Congo.

1.5. Physiopathologie de l'infection par le VIH-1 [12, chap. 3 et 6 ; 23]

Le VIH se transmet par voie sexuelle, sanguine et materno-fœtale.

L'histoire naturelle de l'infection par le VIH-1 survenant chez une personne adulte, comprend trois grandes périodes successives :

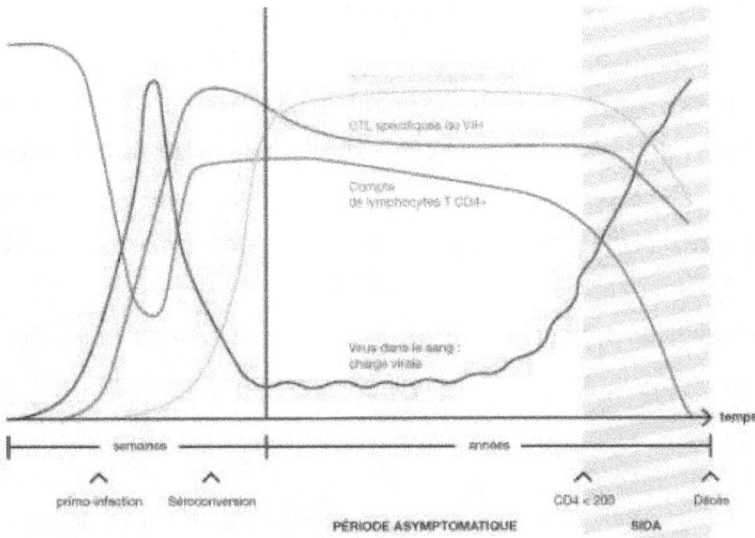

Figure 3. Histoire naturelle de l'infection à VIH-1 [23].

- la phase aigüe survient 10 à 15 jours après la contamination. Pendant la période d'incubation, le virus se multiplie sans que le système immunitaire n'ait le temps de réagir. La primo-infection va durer deux semaines environ, au cours desquelles le sujet peut développer des symptômes, de résolution spontanée, à type de : fébricule, asthénie, ulcérations cutanéo-muqueuses, adénopathies multiples.

Cette période est caractérisée au niveau biologique par une explosion de la charge virale (le patient est très contaminant), une chute concomitante des lymphocytes T CD4+, ainsi qu'une thrombopénie dans 75 % des cas, une leucopénie (50 % des cas) et souvent une neutropénie [12, chap. 6].

La séroconversion biologique survient habituellement dans les 3 à 12 semaines suivant la contamination ; elle se caractérise par l'activation du système immunitaire avec l'apparition d'anticorps spécifiques du VIH et de cellules cytotoxiques.

La production d'anticorps persiste en plateau jusqu'à la phase de progression de la maladie, moment où le taux d'antigène P24 diminue régulièrement. Seuls les anticorps neutralisants pourraient avoir un rôle protecteur, mais ils n'apparaissent que tardivement, après le deuxième mois, et plus souvent autour du sixième mois [12, chap. 3].

Cette activation permet une baisse de la virémie ; un nouvel équilibre se crée entre le système immunitaire qui contient l'infection et le virus.

- La phase de latence clinique, asymptomatique, dure 7 à 11 ans pour la majorité des patients dans les pays du Nord, contre 5 à 7 ans en moyenne en Afrique subsaharienne. Cependant cette phase est variable selon les sujets.

Une minorité de patients est constituée de progresseurs rapides (moins de 3 ans) et une autre de progresseurs à long terme. Chez ces derniers, l'équilibre virus-système immunitaire peut durer plus de 10 à 15 ans.

Pendant cette période, le système immunitaire est en activation chronique en raison de l'extrême variabilité génétique du virus et va finir par s'épuiser.

- La phase symptomatique est caractérisée par une chute des CD4 et une réaugmentation de la charge virale, ce qui favorise l'apparition de maladies opportunistes [24]. Lorsque les CD4 sont à 25 % (environ 350 /µL), se développent préférentiellement la tuberculose, les infections bactériennes et le paludisme (dans les pays du Sud), avec description sur le plan clinique de fièvres ou diarrhées au long cours (stade 3 de l'OMS). Puis à une phase tardive, lorsque les CD4 sont à moins de 200 /µL, le patient entre en stade 4 ou SIDA [Annexe 1] ; la médiane de survie est alors de 9 mois dans les pays du Sud [12, chap. 45]. Le malade présente des manifestations multiples de l'infection par le VIH : pulmonaires, neurologiques, digestives, dermatologiques ; et des infections opportunistes particulières : toxoplasmose cérébrale, cryptococcose... A noter que la pneumocystose est moins décrite en Afrique que dans les pays occidentaux.

1.6. Résistance aux antirétroviraux

1.6.1. Mécanismes de la résistance aux ARV [12, chap. 33, 22]

a) Variabilité génétique des VIH-1

La TI est en grande partie responsable de la variabilité génétique des VIH, car elle introduit une mutation tous les 1000 à 10 000 nucléotides lors de la transcription inverse. Le génome du VIH-1 étant composé d'environ 10 000 nucléotides, une erreur d'un à dix nucléotides est commise par génome viral et par cycle de réplication. Sachant que la dynamique de réplication virale est d'environ 10 milliards de virions produits chaque jour chez une personne infectée non traitée, cela permet l'obtention et la circulation concomitante chez cette personne d'environ 1000 sous-populations virales différentes par jour.

La mutation introduite peut être neutre, létale pour le virus ou lui conférer des avantages réplicatifs si une pression de sélection venait à s'exercer sur lui (réponse immune ou antirétroviraux), selon un processus de sélection darwinien [25]. Ainsi la persistance d'une réplication sous traitement ne crée pas les mutations de résistance mais les sélectionne. Raison essentielle pour laquelle les traitements antirétroviraux sont dits hautement actifs (HAART, *highly active antiretroviral therapy*) et combinent trois molécules antirétrovirales actives sur deux cibles moléculaires distinctes, afin de rendre indétectable la réplication virale et donc de réduire au maximum la sélection de mutants résistants.

La liste des mutations de résistance est fréquemment réactualisée et disponible sur le site www.iasusa.org [26]. Nous allons présenter les mécanismes de résistance concernant les familles d'ARV disponibles au Congo-Brazzaville.

b) *Mécanismes de résistance aux INTI*

Les INTI sont des prodrogues, terminateurs de chaîne. En effet, ce sont des nucléosides de synthèse qui, une fois phosphorylés par des kinases cellulaires, sont incorporés dans la chaîne d'ADN viral par la TI. Ils stoppent alors la synthèse du fait de l'absence de groupement OH en 3' qui empêche la formation de la liaison phosphodiester 3'-5' avec le nucléotide suivant.

Deux mécanismes moléculaires sont responsables de la résistance aux analogues nucléosidiques :

- La diminution de l'incorporation de l'analogue lors de la synthèse d'ADN viral. Ceci est observé pour la mutation M184V, localisée au niveau du site catalytique de la TI.

  Cette substitution rapidement sélectionnée génère une résistance de haut niveau à la lamivudine (3TC) et l'emtricitabine (FTC). Ces ARV sont dits « à faible barrière génétique ».

  La mutation K65R agit suivant le même mécanisme et induit une résistance à la d4T, à l'abacavir et au ténofovir.

  La mutation Q151M appartenant au complexe MDR (*Multi Drug Resistance*), qui comprend également les mutations A62V, V75I, F77L, F116Y, confère à elle seule, toujours selon un mécanisme identique, une résistance de haut niveau à l'ensemble des analogues nucléosidiques, mais pas au ténofovir, lequel est un analogue nucléotidique.

- L'excision de l'analogue de la chaine d'ADN : mécanisme de résistance des TAM (*Thymidine Analogue Mutations*), six mutations de résistance initialement décrites comme étant sélectionnées par la zidovudine et la stavudine. Leur accumulation est graduelle et leur ordre d'apparition peut varier. Ainsi, deux groupes se distinguent : M41L + L210W + T215Y (TAM voie 1) et D67N + K70R + T215F + K219Q/E (TAM voie 2).

  Les TAM modifient la structure de la TI, ce qui facilite l'entrée de l'ATP dont le phosphate terminal réagit avec la liaison phosphodiester, laquelle lie l'ADN viral à l'analogue. Il y a excision de l'analogue et libération du groupement OH du dernier nucléotide, et la synthèse peut reprendre.

La mutation K65R est phénotypiquement antagoniste des TAM, elle émerge rarement en leur présence. La mutation M184V restaure la susceptibilité au TDF en présence de K65R et modulerait l'activité des TAM.

c) Mécanismes de résistance aux INNTI

Les INNTI sont de petites molécules qui se fixent à une poche hydrophobe proche du site catalytique de la TI. Ils affectent ainsi la conformation spatiale de la TI et donc la synthèse d'ADN par réduction de son activité polymérase. Une seule mutation au niveau de ce site de fixation peut conférer une résistance croisée entre efavirenz et névirapine, INNTI de première génération. Ce sont donc des molécules à faible barrière génétique. Ces inhibiteurs non compétitifs n'inhibent pas la TI des autres lentivirus, HIV-2 et SIV, qui leur sont spontanément résistants.

d) Mécanismes de résistance aux IP

Les IP sont des molécules à barrière génétique forte, car une accumulation progressive de plusieurs mutations au niveau du site actif de la protéase et à distance de celui-ci est nécessaire pour obtenir une résistance de haut niveau.

Les variants résistants émergent plus lentement car ils sont sélectionnés de manière cumulative, si la réplication virale persiste du fait d'une concentration extracellulaire ou intracellulaire de l'ARV inefficace par mauvaise observance ou posologie inappropriée.

En raison d'une structure chimique relativement proche, une résistance croisée entre IP est souvent observée.

Le ritonavir est utilisé comme potentialisateur pharmacologique pour ses propriétés inhibitrices du cytochrome P450. Il permet de réduire le métabolisme des autres IP et d'en assurer une concentration suffisante [12, chap. 27].

1.6.2. Tests de résistance [12, chap. 33]

a) Tests génotypiques

L'analyse de toute la séquence des gènes de la TI et de la protéase est la technique de référence. Le séquençage permet d'analyser une population virale représentant au moins 20 à 30 % de la population virale totale circulant dans le plasma.

Les mutations présentes sur les gènes codant pour les enzymes cibles des ARV sont interprétées selon des algorithmes qui reposent sur des études de corrélation. Plusieurs algorithmes existent, dont l'algorithme de Stanford et celui du groupe Résistance de l'ANRS, réactualisé tous les 6 à 12 mois [Annexe 2]. Le résultat, pour chaque ARV, est exprimé par la mention « résistance », « résistance possible » ou « sans évidence de résistance ».

Le *Genotypic Sensitivity Score* (GSS) est un score prédictif de la réponse thérapeutique à un régime d'ARV donné [27].

b) Tests phénotypiques

Ces tests, exprimés par le rapport entre la Concentration Inhibitrice 50 % ou 90 % de la souche et celle d'un isolat sensible de référence, sont peu utilisés, car ils n'ont pas montré de bénéfice clinique pour la prise en charge thérapeutique des patients [12, chap. 33].

1.7. Le Congo-Brazzaville

La République du Congo, dénommée également Congo-Brazzaville, est un pays d'Afrique centrale. Elle compte cinq pays limitrophes : la République démocratique du Congo (ou Congo-Kinshasa, ex-Zaïre) à l'est, le Gabon à l'ouest, le Cameroun et la République centrafricaine au nord et l'Angola (enclave de Cabinda) au sud. Elle est bordée par le fleuve Congo à l'est et l'océan Atlantique (170 km de littoral) à l'ouest. Sa superficie est de 342 000 km², répartie de part et d'autre de l'équateur.

Sa population comprend 4 140 000 habitants, vivant majoritairement dans les deux principales villes du pays que sont Brazzaville, la capitale administrative (1 611 000 habitants), et Pointe-Noire, la capitale économique (1 024 000 habitants) [28], distantes de 450 km l'une de l'autre, avec des voies d'accès assez précaires. L'âge médian est de 19,6 ans, le taux de fécondité de 4,64 enfants par femme [18].

1.7.1. Le VIH-1 au Congo-Brazzaville

Au Congo, la prévalence du VIH est de 3,4 % (entre 3,1 % et 3,8 %) chez les personnes âgées de 15 à 49 ans. Soixante-dix-sept mille individus vivent avec le VIH (entre 68 000 et 87 000), soit 1,9 % de la population ; 40 000 (entre 35 000 et 47 000) sont des femmes de plus de 15 ans (51,9 % des PVVIH) et 7900 (entre 4000 et 12 000) des enfants de moins de 15 ans, soit 10,3 % des PVVIH (données 2009, [1, 18]).

Selon le Conseil national de lutte contre le sida (CNLS) du Congo, en 2009, 16 011 patients séropositifs bénéficiaient d'un suivi spécialisé dans un centre sanitaire, dont 11 525 sous antirétroviraux, soit respectivement 20,8 % et 14,9% des PVVIH [29].

De par sa situation sur les bords du bassin du fleuve Congo, ce pays est au cœur du berceau de l'infection VIH, épicentre de sa diversité génétique [13,30]. Cette grande diversité a déjà été mise en évidence par plusieurs études [31-36], qui montrent une forte hétérogénéité avec une prédominance du sous-type A, suivi par le sous-type G et une part de plus en plus importante de formes recombinantes, CRF et URF (*undetermined recombinant form*).

1.7.2. Historique des programmes de lutte contre le VIH/SIDA mis en place au Congo [37, 38]

Les premiers cas de sida ont été détectés en 1983, un programme national de lutte contre le sida (PNLS) a été mis en place dès 1986 et le CNLS créé en 2003.

En 2002, l'Organisation mondiale de la santé (OMS) a pris en charge financièrement le traitement antirétroviral (TAR) des 70 patients les plus vulnérables du Congo. La même année, Mme Sassou N'Guesso, épouse du président de la République, a organisé un gala de charité pour récolter des fonds afin d'assurer la gratuité des soins des 300 malades les plus vulnérables du territoire.

En 2003, à l'instar de l'initiative sénégalaise datant de 1998 [39], est mise en place l'initiative congolaise d'accès aux antirétroviraux (ICAARV). Elle permet une prise en charge financière des soins, en fonction des revenus des patients. Cette prise en charge est décidée par une commission d'éligibilité, qui se base sur l'évaluation d'une assistante sociale, concernant le degré de vulnérabilité de la personne notamment.

Depuis 2007, la gratuité des ARV pour tous a été proclamée par décret présidentiel, de même pour les antipaludéens et les antituberculeux.

La gratuité a ensuite été étendue aux examens biologiques et aux médicaments soignant les infections opportunistes.

2. Le centre de traitement ambulatoire de Brazzaville

2.1. Historique

Au début des années 90, face à l'inégalité d'accès à une prise en charge adaptée entre les PVVIH du Nord et celles du Sud, plusieurs initiatives ont cherché à démontrer la faisabilité d'une prise en charge thérapeutique en Afrique. Ainsi en 1994, sous l'impulsion du professeur Gentilini alors président de l'Organisation panafricaine de lutte contre le SIDA (OPALS) puis président de la Croix-Rouge française, le centre de traitement ambulatoire (CTA) de Brazzaville a vu le jour. C'est le premier centre de prise en charge dédié aux PVVIH mis en place en Afrique centrale, permettant une prise en charge globale, médicale et psychosociale des PVVIH.

Après la guerre civile de 1997, son fonctionnement a été repris par la Croix-Rouge française.

D'autres initiatives ont vu le jour à travers l'Afrique, notamment le réseau ESTHER (Ensemble pour une solidarité thérapeutique hospitalière en réseau), créé par le gouvernement français en 2001. Grâce à ces différents programmes, l'efficacité d'une prise en charge des PVVIH dans les pays à ressources limitées n'est plus mise en question [40, 41].

Devant l'ampleur des inégalités d'accès aux antirétroviraux (plus de 90 % des personnes infectées ne pouvant y accéder en raison d'un coût trop élevé), une prise de conscience internationale a permis de faire plier l'industrie pharmaceutique (suite au procès de Pretoria [42, 43]), du moins temporairement, de développer des médicaments génériques, de diminuer les coûts de production et de mettre en place des systèmes de financement.

La lutte contre le SIDA fait partie des huit objectifs du millénaire pour le développement adoptés lors du sommet du millénaire qui s'est déroulé du 6 au 8 septembre 2000 au siège des Nations unies à New York [44].

En 2002, le Fonds mondial de lutte contre le SIDA, la tuberculose et le paludisme a été créé. Ce partenariat international permet de financer des programmes de lutte contre les trois maladies les plus meurtrières au monde. Depuis sa création, 22,6 milliards de dollars américains alloués à mille programmes dans 150 pays, ont permis de fournir des traitements contre le sida à 3,3 millions de personnes, des traitements antituberculeux à 8,6 millions de personnes et 230 millions de moustiquaires imprégnées d'insecticide pour lutter contre le paludisme [45].

2.2. Rôle de la Croix-Rouge française au sein du CTA

Le Mouvement international de la Croix-Rouge et du Croissant-Rouge, présent dans 186 pays, comprend le Comité international de la Croix-Rouge (CICR), la Fédération internationale et les sociétés nationales de la Croix-Rouge et du Croissant-Rouge [46]. Par son statut, la Croix-Rouge est un auxiliaire des pouvoirs publics et non un organisme non gouvernemental.

Sur le plan international, la Croix-Rouge française s'est engagée dans la lutte contre le VIH/SIDA notamment par la création de CTA, principalement en Afrique et en Asie, permettant le renforcement des capacités locales ainsi qu'une prise en charge globale des PVVIH. Cette prise en charge comprend le dépistage, le suivi clinique et biologique, la dispensation de médicaments, le suivi psychosocial, le soutien nutritionnel et l'accompagnement communautaire [47].

Bien que créé et géré en partie par la Croix-Rouge française, le CTA de Brazzaville appartient au gouvernement congolais. Le rôle de la Croix-Rouge française a considérablement évolué depuis 1998.

En effet, son objectif est de transférer la gestion et le fonctionnement du centre aux pouvoirs publics ; ce qu'elle est parvenue à faire en Côte d'Ivoire, au Burkina Faso et au Sénégal par exemple [48].

Son implication dans le fonctionnement du CTA de Brazzaville reste importante, même si d'ores et déjà une partie du personnel est fonctionnaire de l'Etat congolais. La Croix-Rouge française conserve de multiples rôles d'organisation et de soutien dans:

- la gestion, l'organisation du CTA

- l'encadrement, la formation du personnel

- la recherche de financement, la mise en place de projets, la promotion de l'activité du CTA auprès des bailleurs de fonds

- l'établissement de rapports d'activité en vue de l'amélioration des pratiques.

Le financement du CTA, début 2011, reposait essentiellement sur des bailleurs de fonds : 43 % du financement provenant de la Mairie de Paris,   38 % du Fond mondial de lutte contre le sida, la tuberculose et le paludisme, 14 % du gouvernement congolais et 5 % de Croix-Rouge française [38].

2.3. Organisation du CTA selon le parcours de prise en charge d'une PVVIH

Initialement, le CTA avait une activité essentiellement d'accueil, de soutien communautaire et de prévention, avec une place importante accordée à l'assistance sociale ; puis une activité de distribution des médicaments contre les infections opportunistes et des antirétroviraux s'est développée. Depuis la gratuité des soins, la prise en charge des patients s'est considérablement améliorée. Parallèlement aux programmes d'aide apportée aux PVVIH, l'organisation même du CTA a beaucoup évolué par rapport à ce qui a été décrit antérieurement [41].

Le CTA de Brazzaville est un établissement situé dans l'enceinte du centre hospitalo-universitaire de Brazzaville, un peu à l'écart, entouré de bosquets ; le VIH/SIDA restant un facteur de discrimination et de stigmatisation important au sein de la population congolaise malgré les lois promulguées sur ce sujet.

L'accueil oriente le nouveau venu vers l'équipe psycho-sociale, constituée de deux assistantes sociales, un psychologue et plusieurs accompagnateurs psychosociaux (APS). Les APS sont des patients séropositifs qui ont décidé d'assumer leur séropositivité face à la communauté. Ils bénéficient d'une formation particulière afin de délivrer des conseils spécifiques et de soutenir les autres patients. Ils font partie intégrante de l'équipe psychosociale, réalisant des consultations pré- et post- test, des renforcements d'observance, animant des repas communautaires en lien avec l'assistante sociale, etc.

Le patient vient au CTA soit de sa propre initiative, pour un dépistage volontaire et anonyme, soit adressé par un médecin de ville ou une autre structure. Dans les deux cas, il est reçu par une assistante sociale qui effectue une consultation prétest. Lors de cette consultation, elle délivre des informations sur la maladie, les modes de transmission, les moyens de s'en prémunir et pose un questionnaire anonyme d'évaluation des facteurs de risques.

Elle attribue au patient un numéro d'anonymat qui lui permet de se présenter à l'infirmerie pour faire sa prise de sang.

L'équipe infirmière compte un assistant sanitaire[1] et deux infirmiers. Une fois le prélèvement effectué, l'échantillon est acheminé au laboratoire d'analyses biologiques (tenu par deux techniciennes supérieures de laboratoire), qui réalise deux tests de diagnostic rapide, *Determine* (Alere Medical Co., Chiba, Japan) et *ImmunoComb* (Orgenics Ltd., Inverness Medical Innovations Group, Yavne, Israël).

Le patient est ensuite invité à revenir deux à trois jours plus tard pour recevoir ses résultats, dans le cadre d'une consultation post-test auprès d'une assistante sociale ou d'un APS.

Si le résultat du test est négatif, les messages de prévention sont de nouveau délivrés.

Si le résultat est positif, l'assistante sociale propose au patient d'être pris en charge au CTA ou par un autre centre. Si le patient préfère être suivi au CTA, l'assistante sociale ouvre un dossier, attribue un numéro CTA et programme un rendez-vous avec le médecin. Ce dernier effectuera une consultation initiale et mettra en place le suivi.

L'équipe médicale comprend le coordonnateur national des deux CTA de Brazzaville et Pointe-Noire, le directeur du CTA de Brazzaville et deux médecins formés à la prise en charge globale des PVVIH. De plus, un médecin vacataire gynécologue obstétricien assure les consultations prénatales des femmes enceintes du CTA infectées par le VIH.

---

[1] *terme exact : licencier en sciences infirmières*

Le CTA étant un centre de référence intégré au CHU, c'est également un lieu de formation et d'encadrement des stagiaires assistants sociaux, infirmiers aussi bien congolais que français. Un à deux internes de médecine générale de la Croix-Rouge française sont accueillis et formés chaque semestre.

2.4. Le suivi d'une PVVIH

Lors de la consultation initiale, le médecin détermine le stade OMS du patient. En fonction de ce stade et du taux de CD4 (si disponible), il juge de la nécessité de mise sous TAR.

Si le patient ne nécessite pas une mise sous TAR, un suivi clinique et biologique est mis en place : consultation à 1 mois puis tous les 3-4 mois associée à un suivi biologique si possible tous les 6 mois. Le patient bénéficie en parallèle d'une prise en charge psychosociale communautaire (groupes de parole, repas communautaire...), et d'un soutien psychologique en fonction de ses besoins.

Lorsqu'une prise en charge médicamenteuse s'avère nécessaire, le patient bénéficie d'au moins deux consultations dites « de mise sous TAR », réalisées par une assistante sociale ou un APS, au cours desquelles on lui donne des informations et des explications concernant la maladie, les traitements, leur mode de dispensation, leurs avantages et effets indésirables potentiels. En parallèle, l'assistante sociale délivre un numéro ICAARV nécessaire à la dispensation des médicaments antirétroviraux, et ce même depuis l'instauration de la gratuité des soins pour tous. Le médecin coordinateur médical du centre est responsable de la gestion du stock de la pharmacie. L'équipe infirmière assure quant à elle la dispensation des ARV et des médicaments des infections opportunistes.

Sauf urgence (prévention de la transmission mère-enfant (PTME) ou état précaire), un délai minimum de deux à trois semaines est habituellement respecté entre la décision de mise sous TAR et la prescription. Une fois prescrite, l'éducation thérapeutique est délivrée par un infirmier ou une assistante sociale afin d'établir les horaires de prises des médicaments en accord avec le patient, et selon ses impératifs de vie. Le même intervenant le revoit quinze jours plus tard, ou plus tôt si besoin, afin d'évaluer la tolérance, l'observance et d'augmenter la posologie de la névirapine[2] si cette molécule fait partie du schéma thérapeutique. Si nécessaire, le patient est adressé en consultation médicale.

Par la suite, le patient est revu par le médecin tous les mois pendant 4 mois, puis tous les deux mois la première année de suivi, puis tous les 3 mois s'il n'y a pas d'affection intercurrente, avec un suivi biologique comprenant un taux de CD4 (*Fascount*, Becton Dickinson et Company, Californie, USA) et une charge virale (CV) tous les 6 mois si possible. La mesure de la charge virale n'est pas disponible sur Brazzaville. Les échantillons sont congelés à $-20°C$, acheminés par avion au CTA de Pointe-Noire, où la charge virale est déterminée au moyen d'un équipement *Applied Biosystems* (Foster City, California, USA) et de réactifs *Abbott* (Abbott Laboratories, Des Plaines, Illinois, USA). Les résultats sont ensuite renvoyés à Brazzaville, ce va-et-vient prend au minimum 45 jours[3]. Le seuil d'indétectabilité est < 400 cp/ml. La disponibilité des tests étant également soumise au

[2] La NVP est débutée à demi-dose pendant 14 jours et augmentée en cas de bonne tolérance.

[3] Les locaux du laboratoire du CTA de Brazzaville ont été réaménagés en février 2011, avec création de trois pièces supplémentaires pour l'installation du matériel de PCR. La mesure de la CV est ainsi disponible à Brazzaville et a permis la création d'un nouveau poste de technicienne supérieure de laboratoire.

réapprovisionnement par la Congolaise des médicaments essentiels génériqués (COMEG), le taux de CD4 n'a, par exemple, pas été disponible pendant plus de six mois au CTA de Brazzaville, fin 2010-début 2011.

2.5. File active du CTA fin 2010 [49]

Le CTA, dans l'optique d'une prise en charge globale du patient et de sa maladie, mène plusieurs activités allant du dépistage anonyme et gratuit aux soins spécialisés. Sa file active comprend :

- 2004 patients, dont 114 enfants, avec un sexe ratio homme-femme de 0,51.

- 1745 patients sous TAR soit 87 % de la file active. Parmi eux 103 patients sont en deuxième ligne de traitement, dont 6 enfants.

- En moyenne 45 à 50 ouvertures de dossiers par mois.

- 1575 dépistages en 2010, dont 40 % de sérologies positives. Cette incidence, bien plus importante que la moyenne nationale, s'explique par le fait que le CTA est un centre de référence pour la prise en charge du VIH. Ainsi, bien qu'une partie de l'activité de dépistage soit volontaire et spontanée, une grande partie est due à la prise en charge de patients référés à qui l'on refait un test diagnostique de contrôle permettant de différencier une infection par le VIH-1 du VIH-2. Quarante et un pourcent des patients présentant une sérologie positive sont en phase SIDA à l'admission.

- 10 185 consultations en 2010 soit 849 par mois.

- 314 hospitalisations de jour en 2010. Cette activité est en nette diminution depuis l'instauration de la gratuité des soins.

- 40 à 145 prélèvements par semaine en fonction des possibilités du laboratoire (parfois amoindries par des pannes techniques, rupture de réactifs, réaménagement des locaux).

2.6. Traitements antirétroviraux utilisés

L'OMS a élaboré des recommandations relatives au TAR de l'infection à VIH chez l'adulte et l'adolescent, en vue d'un accès universel dans les pays à ressources limitées. Les premières lignes directrices ont été publiées en 2002, simplifiées en 2003, actualisées en 2006. Une révision globale a été effectuée fin 2009, permettant la sortie de nouvelles recommandations en 2010 [8]. Les schémas thérapeutiques utilisés au CTA de Brazzaville lors du présent travail suivaient les recommandations nationales inspirées de celles de l'OMS 2006 [50] :

- En première ligne : 2 INTI et 1 INNTI, AZTou d4T+3TC+NVP ou EFV

- En deuxième ligne : 2 INTI différents et 1 IP/r, ABC+DDI+LPV/r

Le passage en deuxième ligne thérapeutique est décidé devant la survenue d'un échec clinique (manifestations pathologiques classant OMS 3 ou 4) et/ou immunologique (retour des CD4 à leur valeur initiale avant traitement ou chute de plus de 50 % du taux maximum ou stagnation < 100 /µL pendant plus d'un an) et/ou virologique (CV > 5000 cp/mL persistante) [8].

En 2009, du fait de la sortie de recommandations rapides [51], la mise sous TAR est devenue plus précoce, dès un taux de CD4 $\leq$ 350 /µL, et des changements de traitements ont été effectués en vue d'un retrait progressif de la stavudine (d4T). Celle-ci ne devant plus être disponible en combinaison sur le territoire à la fin 2011.

L'association TDF/FTC a été introduite mi-2010. Les noms commerciaux sont différents de ceux des associations effectuées dans les pays du Nord car ce sont des médicaments génériques indiens.

L'approvisionnement en ARV et en médicaments nécessaires pour les infections opportunistes (IO) se fait auprès de la COMEG. Les ruptures de stock et d'approvisionnement en ARV sont rares, mais plus fréquentes en ce qui concerne les médicaments contre les infections opportunistes ; ainsi le CTA n'a pas reçu de cotrimoxazole pendant 4 mois fin 2010-début 2011.

3. Le laboratoire de virologie de Bordeaux

La caractérisation moléculaire des échantillons prélevés au CTA de Brazzaville pour le présent travail a été réalisée de juin 2011 à mars 2012 au sein du laboratoire de virologie de l'université Bordeaux 2 et du centre hospitalo-universitaire (CHU) Pellegrin, dirigé par le Pr Fleury [52].

Le laboratoire universitaire (ex-EA 2968, créée en 1991) a rejoint l'unité mixte de recherche UMR 5234 CNRS-Inserm-Université Bordeaux 2 créée en 2007, au sein de l'unité de microbiologie fondamentale et pathogénicité (MFP) sur le campus de l'université Bordeaux 2.

3.1. Axes de recherches [52]

L'équipe du laboratoire de virologie, composée essentiellement d'hospitalo-universitaires, fait le lien entre la recherche fondamentale et l'activité de virologie clinique au sein du CHU de Bordeaux. Ses domaines de compétence s'articulent autour de la variabilité génomique de virus, à savoir :

- Le VIH, avec trois grands axes de recherche :

  o L'épidémiologie moléculaire du VIH et la résistance aux ARV chez des sujets naïfs ou traités dans les pays du Sud. Le laboratoire a été agréé par l'OMS comme laboratoire spécialisé pour la résistance du VIH aux antirétroviraux (dans le cadre du réseau HIVResNet, 22 laboratoires dans le monde, 7 dans les pays du Nord [6]). Cette activité est soutenue par l'Agence nationale de recherche sur le sida et les hépatites (ANRS), le réseau Pasteur-outremer, le ministère français des Affaires étrangères et l'OMS. Les activités en lien avec des pays du Sud (dont l'Algérie, la République centrafricaine, le Cambodge, le Vietnam, l'Inde, le Venezuela) visent l'extension internationale d'un savoir-faire au niveau séquence et résistance, avec transfert de technologie et formation de scientifiques accueillis en stage à Bordeaux.

  o La résistance aux ARV en France et en Europe. Des activités de recherche sont réalisées en lien avec l'ANRS, des cohortes européennes (Chain) ainsi que des initiatives bordelaises (ISPED-Bordeaux 2). Une activité de surveillance épidémiologique et de résistance est effectuée avec la cohorte aquitaine du Groupe épidémiologique clinique du sida en Aquitaine (GECSA).

  o L'étude du fonctionnement de l'intégrase du VIH-1 *in vitro.*

- Le virus de l'hépatite B (VHB) et le virus de l'hépatite C (VHC). Des études cliniques sont effectuées sur le génotypage du VHB, la surveillance des mutations de résistance du VHC par des techniques d'ultradeep, la validation de techniques de quantification de l'ARN du

VHC, et la prévalence des mutations de résistance aux antiprotéases du VHC chez des patients naïfs.

- Le cytomégalovirus humain et l'adénovirus, notamment la physiopathologie de l'infection par le cytomégalovirus, avec l'étude de l'impact sur l'hôte de la protéine virale pUL40.

- Les papillomavirus (HPV), notamment des études en lien avec des pays du Sud : typage des virus, comparaison de techniques concernant les milieux de transport (papier buvard versus prélèvement standard de col utérin), épidémiologie et recherche de marqueurs moléculaires (ARN, E6, E7, intégration de l'ADN viral) dans les cancers ORL.

3.2. Organisation des lieux

Le laboratoire de recherche se situe sur le campus de l'université Bordeaux 2, bâtiment 2B. Il est en lien avec le laboratoire de virologie du CHU intégré au plateau technique de biologie moléculaire (PTBM), situé dans l'hôpital Pellegrin.

Deuxième Partie - Présentation de l'étude

1. Objectifs principal et secondaires

La grande diversité génétique du VIH-1 présent au Congo-Brazzaville a déjà été mise en évidence [31-36] ; cependant aucune donnée relative aux mutations de résistance aux ARV n'est disponible.

L'objectif principal de cette étude transversale est d'obtenir de plus amples données sur la caractérisation moléculaire du VIH-1 au Congo-Brazzaville et d'évaluer la prévalence des mutations de résistance aux INTI, INNTI et IP chez des patients naïfs et des patients traités en échec de première ligne.

Les objectifs secondaires sont :

-   la description des habitus de PVVIH et de leur prise en charge au CTA de Brazzaville.

-   le calcul du GSS pour les deux options de deuxième ligne possibles, chez les patients traités en échec de première ligne.

2. Matériels et méthodes

2.1. Populations étudiées

2.1.1. Mise en place du projet à Brazzaville

De décembre 2010 à janvier 2011, le projet de travail a été présenté à l'équipe du CTA, après introduction auprès du directeur et du coordonnateur médical du CTA. Ceci a permis d'expliquer le rôle de chacun et surtout le but de l'étude et les critères de sélection des deux populations ; afin de faciliter la communication et l'implication du personnel. La planification des différentes étapes a été exposée, de même que la demande de consentement ; un protocole destiné au laboratoire du CTA a également été établi.

Il a été décidé que les assistantes sociales expliqueraient en lingala (langue nationale en plus du kituba, le français étant la langue officielle du pays) l'existence de cette étude auprès des patients.

Le suivi des patients du CTA est informatisé *via* le logiciel nommé Santia, regroupant les données clinico-biologiques. Une version papier plus exhaustive existe pour chacun. Les dossiers papiers se trouvent dans des armoires métalliques à l'accueil, lequel est fermé à clé en l'absence de la réceptionniste.

Une présélection de patients a été réalisée parmi plus de 700 dossiers informatisés. Cette présélection a ensuite été affinée grâce aux informations recueillies dans les dossiers papiers. Une majorité des patients a ainsi été pré-identifiée comme pouvant faire partie de l'étude. Un premier recueil de données a alors été effectué. Les dossiers retenus ont été rangés à part à l'accueil, afin d'être plus facilement signalés par les APS lors de la consultation. Une minorité de patients inclus dans l'étude a été sélectionnée le jour de leur consultation de suivi habituel.

Les patients sélectionnés sont répartis en deux populations distinctes :

- la population A, qui comprend les patients naïfs de tout TAR,

- la population B, qui regroupe les patients traités, en échec de première ligne thérapeutique.

2.1.2. Population A, patients naïfs

Les critères de sélection établis pour la population A, naïve, sont :

- Patients adultes, âgés de 18 ans et plus au moment de l'inclusion, consentement écrit recueilli, séropositifs pour le VIH-1

- Naïfs de tout TAR, nouvellement dépistés, depuis moins de 5 ans, au mieux 3 ans

- Asymptomatiques, patients classés OMS 1, ou ne présentant qu'un amaigrissement de moins de 10 % si classés OMS 2

- Taux de CD4 > 500 /µL si disponible

- Si une notion d'infection récente (sérologie antérieure négative datant de moins de 5 ans, ou évènement équivalent type don de sang) est retrouvée, le patient est inclus quels que soient le stade OMS ou le taux de CD4

2.1.3. Population B, patients en échec

Les critères de sélection de la population B, en échec d'un TAR de première ligne, sont :

- Patients adultes, âgés de 18 ans et plus au moment de l'inclusion, consentement écrit recueilli, séropositifs pour le VIH-1

- Sous TAR comprenant 2 INTI et un INNTI (NVP ou EFV), depuis au moins 6 mois

- Echec clinique (développement d'une pathologie de stade OMS 3 et/ou 4) et/ou immunologique (retour des CD4 à leur valeur initiale avant traitement ou chute de plus de 50 % du taux maximum ou stagnation < 100 /µL pendant plus d'un an) et/ou une charge virale > 1000 cp/ml.

2.2. Période de recueil

La période d'inclusion et de prélèvement des patients a été réalisée du 25 janvier 2011 au 22 avril 2011.

2.2.1. Recueil des données clinico-biologiques

Lors de la présélection des patients, les données relatives aux caractéristiques socioculturelles ont été collectées à partir des dossiers cliniques informatiques et papiers, puis vérifiées auprès du patient lors de la consultation d'inclusion.

Concernant la situation matrimoniale, la mention « en couple » regroupe les patients en union libre et mariés, que ce soit un mariage officiel et/ou coutumier. La mention « célibataire » concerne les patients célibataires, divorcés, veufs ou séparés ; mentions individualisées dans le dossier médical.

Concernant la profession, les mentions « petit métier » et « petit commerce », inscrites et différenciées dans le dossier papier, ont été regroupées sous le terme de « petite activité », car la différence entre les deux semblait floue : la profession vendeur pouvant faire partie de l'une ou de l'autre catégorie en fonction des dossiers. Cette catégorie socioprofessionnelle comprend donc les vendeurs ambulants, les petits commerces tels que vendeur au marché à son compte, les vendeurs à domicile, les ménagères (comprendre femmes de ménage), les vendeurs au marché, les marchands...

Un recueil rétrospectif des facteurs de risques des patients au début de leur suivi au CTA a été réalisé à partir des dossiers papiers, sauf pour les patients inclus le jour du début de leur suivi.

Le « multipartenariat » est considéré comme le fait d'entretenir une relation suivie avec plusieurs partenaires à la fois, alors que la mention « partenaires occasionnels » réfère à un ou plusieurs partenaires temporaires successifs ou fréquentés en parallèle.

Le « port de préservatif » signifie le port d'un préservatif par un des partenaires lors des rapports sexuels, soit généralement un préservatif masculin, le préservatif féminin étant très peu disponible sur le territoire congolais. La mention « fréquent » regroupe les mentions « toujours » et « souvent » du dossier papier ; la mention « rarement » : « rarement » et « jamais » ; « NR », donnée et fréquence non renseignées.

Un dépistage « référé » est un patient envoyé au CTA par un médecin de ville ou une structure externe, le plus souvent pour refaire son test de dépistage et être pris en charge.

La notion de sérologie antérieure négative, le motif de dépistage, les antécédents, les facteurs de risques et l'anamnèse ont le plus souvent été collectés le jour de l'inclusion pour les patients de la population A. Les données biologiques ont été extraites du dossier médical, si disponibles.

Les antécédents, les facteurs de risques, l'histoire de la maladie, l'historique du TAR et les données biologiques (CV et CD4) ont été collectées à partir du dossier médical pour la population B.

Le stade OMS aggravé signifie une aggravation de l'état clinique des patients de la population B au cours de leur suivi.

Concernant les TAR des patients de la population B, un *switch*[4] est un changement de molécule à l'intérieur de la première ligne de TAR, sans passage en deuxième ligne. Par exemple, en 2009, afin d'appliquer les recommandations de l'OMS, il y a eu passage de d4T à AZT de manière systématique.

Le motif « non précisé » signifie que le motif du *switch* n'est pas mentionné dans le dossier médical.

La mention « prévention » regroupe les *switch* réalisés afin d'anticiper la survenue d'un effet indésirable (mention « prévention » spécifiée dans le dossier médical) et ceux réalisés à titre systématique. La mention « rupture » signifie une rupture de stock d'une molécule à la pharmacie.

Les « autres effets indésirables » regroupent :

- L'allergie à la NVP

- L'hyperpigmentation palmo-plantaire et des ongles due à l'AZT

- Les troubles neurosensoriels, les nausées/vomissements et les troubles du sommeil dus à l'EFV.

Les périodes floues sont des unités de temps durant lesquelles il a été mis en évidence, dans le dossier papier, un changement de comportement du patient vis-à-vis de sa prise en charge et /ou de son TAR.

2.2.2. Prétest

Afin de cerner les différentes étapes (de recueil des prélèvements, dépôt, séchage, transport), deux prélèvements ont servi de prétest.

---

[4] Terme usuel au CTA de Brazzaville

Pour déterminer le temps de séchage minimum, le premier prélèvement, après dépôt sur papier buvard, a séché trois heures. Le deuxième prélèvement a été déposé sur deux papiers buvards distincts. L'un a séché pendant une heure, l'autre 16 heures à l'air libre (soit toute la nuit). Ces trois premiers papiers buvards ont été envoyés au laboratoire de Virologie à Bordeaux et ont été extraits et séquencés. Le temps de séchage optimal a été évalué à au moins trois heures. Ce prétest a permis de mettre à plat toutes les difficultés concernant le recueil, le stockage et le moyen de transport des échantillons.

Suite à ce prétest, les patients pré-identifiés ont été appelés par l'assistante sociale afin de participer à l'étude.

2.2.3.Consultation spécifique : recueil du consentement

Lors d'une consultation consacrée à l'inclusion, durant 30 à 40 minutes, le patient a reçu une explication détaillée de l'étude, de ses intérêts tant d'un point de vue général que particulier et des risques qu'il encourait (à savoir un prélèvement de sang).

A ce stade, un formulaire de consentement [Annexe 3] est remis au patient. Si ce dernier sait lire et écrire, il prend connaissance du document et signe au bas du formulaire. S'il est analphabète, le médecin le lit pour lui, au besoin un infirmier traduit en lingala. Si le patient donne son consentement, il applique une croix en bas du formulaire et la mention « analphabète » est rajoutée par le médecin. Les formulaires de consentement signés sont conservés par le médecin.

Le patient est libre de poser toutes les questions qu'il veut.

Il lui est attribué un numéro d'anonymat et un numéro de prélèvement.

2.2.4.Prélèvement

Le prélèvement sanguin est effectué dans la salle de prélèvement par un infirmier, avec port de gants et utilisation d'un matériel à usage unique, le tout fourni par le CTA. Le prélèvement sur tube EDTA pré-identifié est acheminé au laboratoire le plus rapidement possible, afin d'être conservé au réfrigérateur à 4 ou 7°C, lorsque le dépôt sur papier buvard est impossible dans l'heure.

2.2.5.Dépôt des échantillons sur papier buvard

Au laboratoire du CTA, les tubes EDTA identifiés sont centrifugés 10 minutes à 3000 g. Le plasma est déposé sur un papier buvard Whatman 903 ; il y a un patient par carte, un embout de pipette est utilisé par patient, on dépose 50µL de plasma par spot, une carte en contient cinq. Chaque carte est identifiée avant dépôt par le numéro d'anonymat et le numéro de prélèvement, ainsi que la date du prélèvement.

L'aspect macroscopique du plasma est systématiquement notifié (densité, couleur, fluidité).

Les échantillons sont mis à sécher à température ambiante, environ 20° dans le laboratoire climatisé, pendant 3 à 15 heures en position verticale. Une fois secs, les échantillons sont repliés et placés dans un sac en plastique hermétique avec deux dessicants, dont un avec indicateur coloré d'humidité ; une carte par sac.

Les différences de temps de séchage sont dues au fait que les dépôts ont été majoritairement effectués après la fin des consultations, vers 15 ou 16 heures, et les cartes laissées en pyramide toute la nuit avant d'être refermées le lendemain matin, juste avant le début des consultations. Excepté le jour des envois, où les dépôts étaient réalisés plus tôt afin de respecter un minimum de trois heures de séchage avant la mise sous sac plastifié.

De février à mi-mars 2011, le laboratoire était en travaux pour aménagement de trois pièces supplémentaires en vue de l'installation du matériel de mesure de la charge virale. Un réfrigérateur fut alors mis à disposition dans l'hôpital de jour et la centrifugeuse placée dans la salle de prélèvement. Le séchage eut lieu dans la salle de prélèvement, qui de par sa disposition centrale dans l'établissement et l'absence de fenêtre, bénéficie d'une température relativement fraiche et constante.

2.2.6.Stockage/envoi/conservation

Les échantillons ont été stockés à température ambiante. Tous les matins, la couleur des dessicants était vérifiée afin de les changer lorsque l'indicateur coloré initialement bleu virait au rose. Les dessicants humides ont été réutilisés après avoir été séchés un minimum de 6 heures dans une étuve à 50 °C.

Les échantillons sont restés entreposés 10 jours au maximum avant d'être envoyés (par la société DHL) sous enveloppe renforcée au laboratoire de virologie de Bordeaux. Après 48 heures de voyage, ils étaient congelés à − 80 °C.

2.3. Période d'extraction/amplification

La période de caractérisation moléculaire réalisée au sein du laboratoire de virologie du Pr. Fleury à Bordeaux, a été effectuée de juin 2011 à mars 2012, selon une procédure interne à partir des échantillons de plasma séchés sur papier buvard. La première extraction/amplification des 100 prélèvements a été effectuée de juin

2011 à fin septembre 2011. Au début 4 échantillons étaient traités en parallèle, puis 6. L'ensemble de cette étape dure 48 heures (extraction, RT- puis PCR nichée (*polymerase chain reaction*), migration et purification).

2.3.1. <u>Extraction</u>

L'étape d'extraction permet d'obtenir de l'ARN viral à partir des échantillons déposés sur papier buvard, par utilisation du kit *NucliSENS®* (bioMérieux, Marcy l'Etoile, France). Les papiers buvards d'intérêt sont retirés du congélateur à − 80 °C. L'extraction est réalisée dans une partie du laboratoire P2 réservée à la manipulation d'acides nucléiques, avec port de gants et de blouse afin d'éviter les contaminations et comprend plusieurs étapes, qui durent environ 2h30 :

- Lyse : sous une hotte à flux laminaire, 2 spots de 50 µL par carte sont découpés avec une paire de ciseaux et une pince préalablement lavées dans de l'éthanol à 70 % et séchées. Les 2 spots découpés en suivant l'empreinte du plasma, sont déposés dans un tube identifié contenant 2mL de tampon de lyse (*NucliSENS Lysis Buffer*, bioMérieux, Marcy l'Etoile, France). Les tubes, disposés sur un portoir horizontal afin que les spots restent en contact avec le tampon de lyse, sont placés sur le Multi-Tube Vortexer pendant 30 minutes à température ambiante.

- Fixation : le lysat obtenu est transféré dans un tube pré-identifié de 15 mL (BD Falcon polystyrène à fond conique) avec une pipette de 1000 µL, en pressant bien les spots, puis 50 µL de silice (issue du kit *NucliSENS Magnetic Extraction Reagents*, bioMérieux, Marcy l'Etoile, France) sont ajoutés.
Après fermeture du tube, celui-ci est « vortexé » puis mis en incubation 10 minutes à température ambiante.

- Lavage : le lavage est effectué en utilisant les tampons de lavage *NucliSENS Magnetic Extraction Reagents* (bioMérieux, Marcy l'Etoile, France). Le tube contenant le lysat est centrifugé deux minutes à 1500 g (environ 2500 tours/min centrifugeuse GR412 Jouan). Après avoir retiré le surnageant, 400 µL de tampon de lavage 1 (transparent O) sont ajoutés, en ayant vérifié l'absence de cristaux, dans le cas contraire le tampon est placé préalablement dans un incubateur à 37 ℃ afin de les dissoudre.

La solution obtenue est transférée dans un micro-tube de 1,5 mL (bioMérieux, Marcy l'Etoile, France).

Le tube est placé sur un portoir magnétique *NucliSENS miniMAG* (bioMérieux, Marcy l'Etoile, France):

- o La solution est lavée 30 secondes STEP1, rampe magnétique levée, puis le liquide est retiré à l'aide d'une trompe à vide.

- o Ajout de nouveau de 400 µL de tampon de lavage 1 (rampe magnétique baissée), même lavage et élimination du liquide.

- o Ajout de 500 µL de tampon de lavage 2 (rouge), même lavage mais élimination du liquide sans baisser la rampe magnétique, car la silice est de moins en moins adhérente.

- o Ajout de 500 µL de tampon de lavage 2, même lavage et élimination.

- o Ajout de 500 µL de tampon de lavage 3 (jaune), lavage 15 secondes STEP 1, puis élimination de tout le liquide.

- Elution : ajout de 60 µL de tampon d'élution (jaune) et homogénéisation de la solution à la pipette (la silice faisant souvent des agglomérats et des fils). Incubation 5 minutes à 60 °C dans le thermoshaker, vitesse 1400 rpm (*thermomixer compact* (Eppendorf, Hambourg, Allemagne) préalablement démarré).

Le tube est alors placé sur un portoir magnétique simple, ouvert, l'éluat est transféré dans un microtube propre et identifié (numéro d'anonymat, ARN, date).

Le tube est mis en attente dans le réfrigérateur à +4 °C, 1h30 en moyenne ; car il est conseillé d'effectuer la RT-PCR rapidement après l'extraction et si possible sans congélation de l'ARN.

2.3.2. RT-PCR

La RT-PCR permet d'obtenir à partir de l'ARN de l'ADN complémentaire (cDNA) par rétro-transcription, en utilisant le kit Invitrogen *SuperScript III One-step RT-PCR system avec Platinium Taq High Fidelity* (Invitrogen, Life technologies, Carlsbad, Californie, USA) conservé à – 20°C.

Le mix (mélange des différents composants nécessaires à la RT-PCR) est préparé au PTBM dans une pièce des mix dédiée, afin qu'il n'y ait pas de contamination par un matériel génétique quelconque.

Le mix est composé de :

Tampon 2X	25 µL
Amorce 5' (à 10 µM soit 5 µL dans 20 µL d'eau)	1 µL
Amorce 3' (à 10 µM soit 5 µL dans 20 µL d'eau)	1 µL
Polymérase mix	1 µL
Eau stérile (pour un total de 50 µl tout compris)	12 µL

Le mix obtenu, le plus souvent pour six échantillons plus un témoin négatif, est réparti dans des barrettes pré-identifiées de tubes de 0,2 mL, 40 µL/puits.

Dans une salle réservée à la manipulation des ARN, avec port de gants et sans blouse, on ajoute 10 µL d'ARN par puits.

Les barrettes sont centrifugées avant d'être placées dans un thermocycler Primus HT Clemens pour l'amplification automatisée.

Le programme utilisé, Invitrog.cyc, comprend :

Mise à 110 °C du capot

Synthèse cDNA	50 °C	pendant 30 minutes
Prédénaturation	94 °C	2 min

Amplification PCR par 40 cycles de :

Dénaturation	94 °C	30 secondes
Hybridation	55 °C	30 s
Extension	68 °C	1 min 30 s
Extension finale	68 °C	7 min

Conservation à 8 °C.

2.3.3.PCR nichée

Le lendemain, on procède à la confection du mix pour la PCR nichée dans la pièce des mix avec les éléments du kit *AmpliTaq® Gold DNA Polymerase avec GeneAmp 10X PCR et MgCl2 solution* (Applied Biosystem, Foster City, Californie, USA) :

Eau stérile (pour un total de 100 µL tout compris)	73,6 µL
MgCl2 25 mM	10 µL
Tampon 10X	10 µL
dnTP 10 mM	2 µL
Amorce 5' (à 10 µM soit 5 µL dans 20 µL d'eau)	1 µL
Amorce 3' (à 10 µM soit 5 µL dans 20 µL d'eau)	1 µL
Taq Gold	0,4 µL

Le mix obtenu, le plus souvent pour six échantillons, plus un témoin négatif de la RT-PCR et un témoin négatif de la PCR nichée, est réparti dans des barrettes pré-identifiées de tubes de 0,2 mL, 98 µL/puits.

Dans la salle des thermocyclers, sur la paillasse du séquençage, 2 µL d'ADNc obtenus par la RT-PCR sont transférés dans chaque puits à l'aide d'une pipette multicanaux. Les barrettes sont centrifugées.

Le programme utilisé pour l'amplification, nommé HIV.Nest.cyc comprend :

Mise à 110 °C du capot

Prédénaturation   94 °C   12 min

Amplification PCR par 40 cycles de :

    Dénaturation   94 °C   30 secondes

    Hybridation   55 °C   30 s

    Extension   72 °C   2 min

Extension finale   72 °C   7 min

Conservation à 8 °C.

2.3.4. Choix des amorces

Tous les prélèvements ont été testés sur les gènes de la protéase et de la reverse transcriptase (Prot et RT) de la région polymérase, avec les amorces 1ère intention ANRS [53] :

Reverse transcriptase (codons 20-240) :
Amorces externes, pour la RT-PCR :
MJ3: 5'-AGTAGGACCTACACCTGTCA-3' (2480→2499)
MJ4: 5'-CTGTTAGTGCTTTGGTTCCTCT-3' (3399←3420)

Amorces internes, pour la PCR nichée (amplification de fragments de 798 paires de base) et le séquençage :

A(35): 5'-TTGGTTGCACTTTAAATTTTCCCATTAGTCCTATT-3' (2530→2558)

NE1(35): 5'-CCTACTAACTTCTGTATGTCATTGACAGTCCAGCT-3' (3300←3334)

Cependant, pour six échantillons, pour cause de rupture de stock, d'autres amorces internes ont été utilisées :

A(20): 5'-ATTTTCCCATTAGTCCTATT-3' (2545→2564)

NE1(20): 5'-ATGTCATTGACAGTCCAGCT-3' (3300←3319)

Protéase :

Amorces externes :

5' prot 1: 5'-TAATTTTTTAGGGAAGATCTGGCCTTCC-3' (2082 →2109)

3' prot 1 5'-GCAAATACTGGAGTATTGTATGGATTTTCAGG-3' (2703←2734)

Amorces internes (amplification de fragments de 507 paires de base) :

5' prot 2: 5'-TCAGAGCAGACCAGAGCCAACAGCCCCA-3' (2136 → 2163)

3' prot 2: 5'-AATGCTTTTATTTTTTCTTCTGTCAATGGC-3' (2621 ← 2650).

Ensuite, les échantillons pour lesquels aucune amplification n'a été obtenue par les amorces de première intention (que ce soit en Prot, en RT, ou les deux), ont été testés avec les amorces de deuxième intention de l'ANRS [53]. De même pour les échantillons dont la bande électrophorétique, obtenue par migration sur gel suite à l'amplification par les amorces de première intention, était de franchement moindre intensité.

RT (codons 30- 225) :

Amorces externes :

RT18: 5'-GGAAACCAAAAATGATAGGGGGAATTGGAGG-3' (2377 → 2407)

RT21: 5'-CTGTATTTCTGCTATTAAGTCTTTTGATGGG-3' (3509←3539)

Amorces internes :

RT1: 5'-CCAAAAGTTAAACAATGGCCATTGACAGA-3' (2607→2632)

RT4: 5'-AGTTCATAACCCATCCAAAG-3' (3231←3247)

Protéase :

Amorces externes :

5' eprB: 5'-AGAGCTTCAGGTTTGGGG-3' (2174→2188)

3' eprB: 5'-GCCATCCATTCCTGGCTT-3' (2586←2600)

Amorces internes :

5' prB: 5'-GAAGCAGGAGCCGATAGACA-3' (2214→2230)

3' prB: 5'-ACTGTTTCAATAGG-3' (2559←2575)

Suivant l'expertise du laboratoire de virologie, les échantillons qui n'ont pas été amplifié ont été testés en troisième intention, avec les amorces du sous-type C indien [54].

Reverse Transcriptase

Amorces externes :

>RT1in 5'-AGTATTAGTAGGACCCACACC-3' (2474→2494)

>RT2in 5'-TGCTTCTTCAGTTAGTGGTACT-3' (3425←3446)

<u>Amorces internes</u> :

>RT3in 5'-TTGGATGCACACTAAATTTTCCAA-3' (2530→2553)

>RT4in 5'-CTTGCCCAGTTTAATTTTCCCAC-3' (3330←3352)

Protéase

<u>Amorces externes</u> :

>Prin1 5'-TTTTTTAGGGAAAATTTGGCCTTC-3' (2085→2108)

>Prin2 5'-ATTTTCAGGCCCAATTTTTGTAAT-3' (2688←2711)

<u>Amorces internes</u> :

>Prin3 5'-CAGACCAGAGCCAACAGCCCC-3' (2142→2162)

>Prin4 5'-TCTTCTGTCAATGGCCATTGTTT-3' (2613←2635)

Enfin, les échantillons n'ayant toujours pas été amplifiés ont été testés avec des amorces RT et Prot groupe O et HIV-2 et Prot groupe N et P, que nous avons déterminées à l'aide du site HIV databases [15], et les amorces Prot SIV, inspirées de l'article de Takemura et al [55]:

RT :

<u>Amorces externes</u> :

>MJ3stO 5'-GGTGGGACCTACTCCTGTTA-3' (2480→2499)

>MJ4stO 5'-CTGTCAATGACTTGGTTCCTCT-3' (3399←3420)

<u>Amorces internes</u> :

>A35stO   5'-TAGGTTGCACACTAAATTTCCCTATAAGCCCCATA-3' (2530→2564)

>NEstO   5'-CCTACTAATTTTTGTATATCATTTACTGTCCA-3' (3303←3334)

Protéase :

<u>Amorces externes</u> :

>O5P1 5'-AAATTTTTTAGGGAAATACTGGCCTCCG-3' (2082→2109)

>O3P1 5'-GATAGGTGTATTATAAGGATTTTCAGG-3' (2703←2729)

>N5P1 5'-TAATTTTTTAGGGAAGAGCTGGTCTCCC-3' (2082→2109)

>N3P1 5'-GCAAATATTGGAGTGTTGTATGGATTTTC-3' (2706←2734)

>P5P1 5'-AAATTTTTTAGGGAAGATCTGGCCTTCC-3' (2082→2109)

>P3P1 5'-GCAAATATGGGGGTGTTATATGGATTTTC-3' (2706←2734)

>S5P1 5'-TRCTAGAYACAGGRGCWGATGA-3' (2320→2341)

>S3P1 5'-AWARRTCATCCATRTAYTG-3' (3093←3111)

Amorces internes :

>O5P2 5'-GGCCAGGCAATTATGTACAGAG-3' (2120→2141)

>O3P2 5'-GCTTCTATTTTTTCTTTAGATAGGGGC-3' (2621←2647)

>N5P2 5'-AGAGCCCACAGCCCCACCACTAGAGAGCT-3' (2148→2176)

>N3P2 5'-GCCTCTATTTTTTCTGCTGTCAAAGGC-3' (2621←2647)

>P5P2 5'-ACAGAAACAAGTACAACCAACAGCCCCA-3' (2136→2163)

>P3P2 5'-GCTTCTATTTTTTCTTTTGACAAGGGC-3' (2621←2647)

>S5P2 5'-GGMATACCHCAYCCDGCAGG-3' (2826→2845)

>S3P2 5'-GGDGAYCCYTTCCANCCTTGHGG-3' (2997←3019)

VIH-2 :

Amorces externes :

>DP20 5'-GACAGAGGACTTGCTGCA-3' (2537→2554)

>RT2 5'-GAAGTCCCAGTCTGGGATCCATGTCACTTGCCA-3' (4064←4096)

Amorces internes :

Gène RT :

>RT3 5'-GAGGCACTAAAAGAGATCTGTGAAAAAATGG-3' (2945→2975)

>RT4 5'-TCCCCAAATGACTAGTGCTTCTTTTCCTAT-3' (3971←4000)

Gène Prot :

>DP26 5'-CACCTCAATTCTCTCTTTGGA-3' (2553→2573)

>DP21 5'-GGCCATTGTCTCAGTTTTGG-3' (2906←2925)

2.3.5.Electrophorèse sur gel d'agarose

La migration sur gel d'agarose a été réalisée dans une salle dédiée, située à l'hôpital dans le PTBM, avec port d'une sur-blouse et gants spéciaux. Elle permet de vérifier si l'échantillon a bien été amplifié et s'il contient de l'ADN.

- Préparation du support de gel et du gel (1,5 g d'agarose dissous dans 100 mL de TBE (tris borate EDTA). S'il n'est pas utilisé de suite, le gel est conservé à l'état liquide dans une étuve à 65°C. Quatre millilitres de BET (bromure d'éthidium, agent intercalant) sont ajoutés à 70 mL de gel, pour constituer un gel d'électrophorèse de petite taille coulé dans le support de gel. Le gel est laissé à température ambiante 20 à 30 min pour une bonne solidification.

- Migration : une fois solidifié, le gel est introduit dans une cuve destinée à la migration contenant du TBE 0,5X afin de recouvrir les puits. Cinq microlitres de produit de PCR nichée sont mélangés à du bleu de charge (6X) et déposés par puits. Un puits contient un marqueur de taille, témoin d'une migration correctement effectuée. La migration se fait durant 30 à 45 min à 120 mV. La présence de fragment d'ADN est mise en évidence par photographie ultraviolette.

2.3.6.Purification

Cette étape se fait dans la salle des gels, afin de séparer l'ADN obtenu des amorces, enzymes, dnTP présents dans le mix, par purification sur colonne S-400, sephacryl, mélange composite de dextran et d'acrylamide, *MicroSpin S-400 HR Columns* (GE Healthcare, Chalfont St. Giles, Royaume-Uni) :

- Ré-homogénéisation de la colonne de silice, qui est en deux phases par sédimentation, « en la vortexant ».

- Après avoir cassé l'embout inférieur, la colonne de silice est placée dans un tube de 1,5 mL présent dans le kit et centrifugée une minute à 750 g (2500 rpm), afin d'éliminer le tampon contenu dans le sephadex.

- La colonne est transférée dans un nouveau tube de 1,5 mL pré-identifié (numéro d'anonymat, ADN purifié, Prot ou RT 1 ou 2 ou C, date).

- Les barrettes de produits de PCR sont ouvertes en repérant l'échantillon à prélever. Tout le volume de cet échantillon est récupéré, soit normalement 95 µL (100-5 µL pour le gel), et déposé délicatement au milieu de la colonne, sans toucher la silice.

- Le tout est centrifugé deux minutes à 750 g (2500 rpm), la colonne de silice est jetée et le tube identifié contenant l'amplifiat rebouché.

Les amplifiats purifiés sont ensuite conservés à − 20 °C.

2.4. Période de séquençage

De mi-septembre 2011 à fin janvier 2012, les amplifiats purifiés ont été séquencés au PTBM sur Applied Biosystems 3500 xls Dx Genetic Analyser (Applied Biosystem, Foster City, CA).

La préparation du mix de séquençage (Kit BigDye Terminator V3.1 Cycle (Applied Biosystem, Foster City, CA)) a été effectuée dans la salle des thermocyclers, à la paillasse du séquençage :

Enzyme : BigDye Terminator V3.1 Cycle - Sequencing RR-100   1 µL

Tampon : BigDye Terminator V3.1 Cycle - Sequencing buffer   3,5 µL

Amorce (à 3,2 µM, soit 5 µL à 100 µM dans 145 µL d'eau)   1 µL

ADN (en fonction de l'intensité du trait d'amplification sur le gel) 1 à 5 µL

Eau stérile (pour un total de 20 µL)   13,5 à 9,5 µL

Le programme utilisé pour le séquençage, nommé ABI.ceq.cic, comprend :

    Mise à 110 °C du capot

    Prédénaturation   95 °C   3 min

    25 cycles de

        Dénaturation   95 °C   10 s

        Hybridation   50 °C   5 s

        Extension   60 °C   4 min

Les échantillons séquencés sont conservés au congélateur à – 20°C.

2.5. Période d'analyse

Cette étape a été réalisée au fur et à mesure du séquençage.

2.5.1. Lecture des séquences

La lecture des séquences s'est faite sur *SmartGene* logiciel basé en Suisse (SmartGene, Lausanne, Suisse). Ce logiciel permet d'aligner le profil chromatographique de la séquence importée du séquenceur sous la séquence nucléotidique de l'échantillon, et ce en la comparant avec la séquence de référence HXB2 (Figure 4). La lecture de chaque séquence permet de la corriger en vérifiant si les différences par rapport à la séquence de référence relevées par le logiciel sont bien en rapport avec un pic chromatographique précis. La présence d'une double population n'est validée que si elle est présente sur les deux brins 5' et 3' du gène.

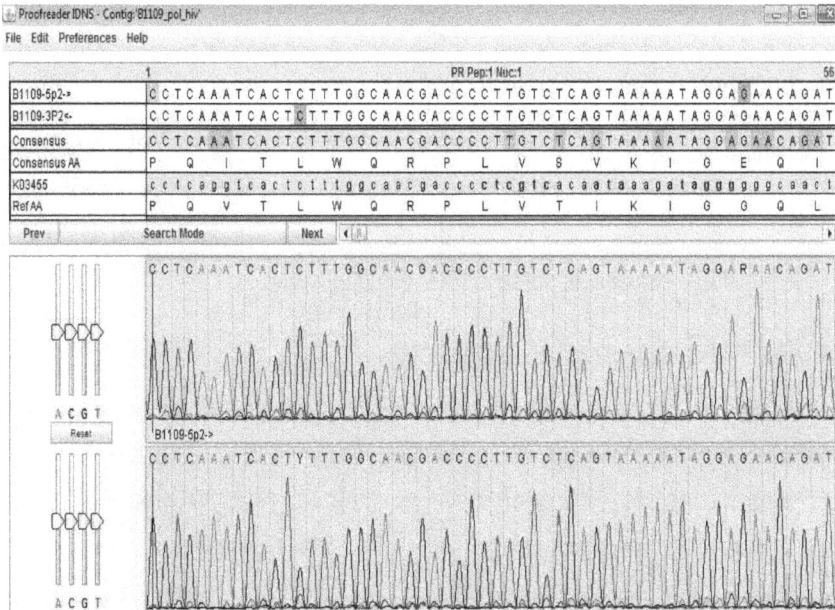

Figure 4. Aperçu du profil chromatographique d'une séquence Prot d'un échantillon aligné sur *SmartGene*.

2.5.2. Test génotypique

Une fois la séquence corrigée, *SmartGene* fournit :

- la séquence nucléotidique obtenue par gène d'intérêt

- la séquence peptidique qui en découle

- la synthèse des mutations obtenues par rapport à la séquence de référence

- un pourcentage de probabilité de sous-type par gène

- le rapport d'interprétation de sensibilité du virus, par molécule antirétrovirale, en fonction des mutations de résistance présentes, selon l'algorithme de Stanford [56] et l'algorithme de l'ANRS [57, Annexe 2].

Dans cette étude seul l'algorithme de l'ANRS a été retenu pour l'identification des mutations de résistance aux ARV des séquences RT et Prot.

La prévalence des mutations de résistance chez les patients naïfs a été calculée selon la liste des mutations de résistance établie pour la surveillance de la transmission de mutants résistants par un groupe de travail international, mise à jour en 2009 [58].

2.5.3. Analyse phylogénétique

Les séquences nucléotidiques des régions génomiques RT et Prot ont été alignées *via* le programme d'alignement Clustal W 2.0.8 aux séquences de référence des groupes M, N et O disponibles dans la banque de données des gènes VIH-1 [15]. La méthode du plus proche voisin (*neighbor-joining method*) a permis de construire les arbres phylogénétiques, par calcul des distances à la matrice, selon l'algorithme de Kimura (*Kimura two-parameter algorithm*), après avoir homogénéisé les alignements pour qu'ils comprennent tous le même nombre de nucléotides en retirant les blancs.

La forme circulaire des arbres phylogénétiques a été obtenue en utilisant le site ITOL (*Interactive Tree Of Life*) [59].

2.5.4. Analyse statistique

Les données clinico-biologiques recueillies au Congo ont été importées dans le logiciel Epiinfo [60]. Les analyses statistiques ont été réalisées avec le logiciel SAS9.2™ (SAS Institute Inc., Cary, North Carolina, USA).

Pour les variables quantitatives, la mesure de la position a été obtenue par des calculs de moyenne et de médiane. Leur dispersion est caractérisée par un calcul de l'écart-type et de l'intervalle interquartile (IIQ).

Concernant les variables qualitatives, leur répartition a été étudiée en effectif et en pourcentage, dans les différentes classes observées.

Le logiciel SAS9.2™ (SAS Institute Inc., Cary, North Carolina, USA) permet de réaliser des tests de normalité, chi2, Fisher, Wilcoxon-Mann-Withney.

L'analyse des mutations de polymorphisme et de résistance a été réalisée sur tableaux Excel, suivant l'algorithme de l'ANRS [57].

2.5.5. Calcul du *genotypic sensitivity score*

Le GSS est un score prédictif validé [27] mais non uniformisé. En effet, il peut varier en fonction de l'algorithme utilisé pour déterminer les mutations de résistance. Pour être pleinement actif, un régime thérapeutique doit obtenir un score ≥ 2, sachant qu'une molécule INTI obtient 0 si l'algorithme indique une résistance complète ou intermédiaire, et 1 si le virus y est sensible et pour un IP 0, 0,5 ou 1 respectivement. Le GSS a été calculé sur tableau Excel.

Troisième Partie - Résultats

1. Effectif des populations étudiées

1.1. Population A, patients naïfs

Quarante et une personnes ont été prélevées mais seulement trente-neuf correspondaient aux critères d'inclusion.

Deux patientes n'ont pas été inclus car :

- Il est apparu, après seconde vérification, que l'une d'entre elle avait en réalité reçu un TAR précédemment.

- La deuxième avait vraisemblablement souffert d'une infection remontant à plus de cinq ans. Lors de sa consultation d'inclusion, cette patiente avait déclaré une sérologie antérieure négative en juillet 2010, malgré la survenue d'une tuberculose en aout 2010. Cependant, un taux de CD4, disponible après le prélèvement effectué pour l'étude, était de 196/µL.

1.2. Population B, patients en échec

Cinquante-neuf patients ont été prélevés, mais 58 inclus. En effet, le deuxième taux de CD4 reçu après prélèvement d'une des patientes n'a pas confirmé qu'elle était en échec de première ligne.

2. Description des caractéristiques clinico-biologiques des populations étudiées

2.1. Caractéristiques socioprofessionnelles

Le tableau 1 récapitule les caractéristiques socioprofessionnelles des populations A et B.

	Population A (n=39)	Population B (n=58)
Age, moyenne ± ET*, ans	40,4 ± 11,2	42,4 ± 11,7
Sexe féminin, n(%)	22(56,4)	44(75,9)
Niveau d'étude		
Néant, n(%)	0	1(1,7)
Primaire, n(%)	2(5,1)	3(5,2)
Collège, n(%)	15(38,5)	29(50,0)
Lycée, n(%)	9(23,1)	12(20,7)
Bac, n(%)	2(5,1)	3(5,2)
Université, n(%)	6(23,1)	7(12,1)
Ecole de formation, n(%)	2(5,1)	3(5,2)
Situation matrimoniale		
Célibataire, n(%)	13(33,3)	32(55,2)
En couple, n(%)	26(66,7)	26(44,8)
Profession		
Sans emploi, n(%)	5(12,8)	17(29,3)
Etudiant, n(%)	1(2,6)	5(8,6)
Fonctionnaire, n(%)	8(20,5)	5(8,6)
Petite activité, n(%)	15(38,5)	23(39,7)
Salarié non fonctionnaire, n(%)	5(12,8)	4(6,9)
Cadre, n(%)	1(2,6)	1(1,7)
autre, n(%)	4(10,3)	3(5,2)

*ET = écart-type

Tableau 1. Caractéristiques socioprofessionnelles de la population A et de la population B.

L'âge moyen de la population A est de 40,4 ans [valeurs extrêmes 20-71], contre 42,4 ans [19-68] pour la population B, p = 0,79 (test du chi2).

La durée de suivi est de 5,3 mois (médiane ± IIQ 12,1) pour la population A [valeurs extrêmes : 0 à 40,3 mois soit 3,4 ans] contre 5,8 ans (médiane ± IIQ 2,2) pour la population B [0,8-14,4 ans], p < 0,0001 (test de Wilcoxon-Mann-Withney). Deux patients de la population B ont fait l'objet d'un transfert entre le CTA de Pointe-Noire et le CTA de Brazzaville, leur date de début de suivi au CTA de Pointe-Noire n'ayant pas été communiquée, leur durée de suivi n'a pu être calculée.

La proportion de femmes par rapport aux hommes est plus importante dans les deux populations, p = 0,04 (test du chi2).

Concernant les femmes des deux populations (n=66), la parité[5] est en moyenne de 2,8 enfants par femme, écart-type 2,24 [0-10], la gestité[6] moyenne de 4,0, écart-type 2,4 [0-10].

Les patients de la population A sont davantage en couple que ceux de la population B, p = 0,0345 (test du chi2).

Parmi les 28 patients mariés des deux populations, 20 (71,4 %) ont célébré un mariage coutumier, 4 (14,3 %) un mariage officiel, 3 (10,7 %) les deux et un (3,6 %) est non renseigné. La prépondérance de mariages coutumiers parmi les patients mariés se vérifie dans les deux populations.

---

[5] La parité est le nombre d'enfants vivants et décédés, c'est-à-dire le nombre d'accouchements qu'a eu une femme.

[6] La gestité, c'est le nombre d'accouchements et le nombre de fausses couches spontanées et volontaires qu'a eu une femme.

2.2. Facteurs de risques au début du suivi

Le tableau 2 expose les facteurs de risques connus au début du suivi du patient, qui peut coïncider pour la population A avec la date d'inclusion et de prélèvement.

	Population A (n=39)	Population B (n=58)
Facteurs de risques à la prise en charge		
Multipartenariat		
Oui, n(%)	8(20,5)	20(34,5)
Non, n(%)	14(35,9)	19(32,8)
NR*, n(%)	17(43,6)	19(32,8)
Transfusion		
Oui, n(%)	2(5,1)	11(19,0)
Non, n(%)	24(61,5)	43(74,1)
NR, n(%)	13(33,3)	4(6,9)
Scarifications		
Oui, n(%)	8(20,5)	3(5,2)
Non, n(%)	17(43,6)	5(8,6)
NR, n(%)	14(35,9)	50(86,2)
Piqûres accidentelles		
Oui, n(%)	5(12,8)	0
Non, n(%)	20(51,3)	7(12,1)
NR, n(%)	14(35,9)	51(87,9)
Partenaires occasionnels		
Oui, n(%)	8(20,5)	13(22,4)
Non, n(%)	13(33,3)	19(32,8)
NR, n(%)	18(46,2)	26(44,8)
Polygamie		
Oui, n(%)	3(7,7)	6(10,3)
Non, n(%)	20(51,3)	19(32,8)
NR, n(%)	16(41,0)	33(56,9)
Port du préservatif		
Fréquent, n(%)	4(10,3)	4(6,9)
Rarement, n(%)	21(53,85)	39(67,2)
NR, n(%)	14(35,9)	15(25,9)

*NR = non renseigné

Tableau 2. Description des différents facteurs de risque connus lors de la prise en charge des patients des populations A et B.

Les différences de port de préservatif observées entre les deux populations ne sont pas statistiquement significatives, p = 0,401 (test de Fisher).

Les mentions « scarifications » et « piqûres accidentelles » sont peu renseignées dans la population B, car ces facteurs de risques n'étaient pas demandés dans la première version de dossier papier. En effet, il y a eu une évolution avec changement du questionnaire d'entrée posé au patient lors de la consultation initiale, par les médecins du CTA en 2006.

	Population A (n=39)
Dépistage	
Volontaire, n(%)	31(79,5)
Référé, n(%)	8(20,5)
Motifs de dépistage	
Séropositivité du conjoint, n(%)	4(10,2)
Curiosité, n(%)	3(7,7)
Campagne de mobilisation, n(%)	3(7,7)
Maladie du conjoint, n(%)	3(7,7)
Maladie du patient, n(%)	10(25,6)
Décès du conjoint, n(%)	2(5,1)
Routine, n(%)	6(15,4)
PTME, n(%)	3(7,7)
NR, n(%)	2(5,1)
Autre, n(%)	3(7,7)

Tableau 3. Motifs de dépistage de la population A.

Les données concernant le dépistage et ses motivations sont retranscrites dans le tableau 3 et ne concernent que la population A, car ceci n'a pas été évoqué avec les patients de la population B.

La notion de sérologie antérieure négative n'a été retrouvée que pour 25 patients de la population A, médiane 4 ans ± IIQ 3 [valeurs extrêmes 1-13]. Le patient ayant une sérologie antérieure négative datant de 13 ans a été recruté sur les autres critères d'inclusion.

2.3. Description des stades OMS

	Population A (n=39)	Population B (n=58)
OMS initial		
Stade 1, n(%)	26(66,7)	2(3,45)
Stade 2, n(%)	9(23,0)	12(20,7)
Stade 3, n(%)	4(10,3)	42(72,4)
Amaigrissement > 10 %, n(%)	3(7,7)	25(43,1)
DLC*, n(%)	-	18(31)
FLC**, n(%)	1(2,6)	29(50)
Candidose buccale, n(%)	-	16(27,6)
TB pulmonaire, n(%)	-	16(27,6)
Infection bactérienne sévère, n(%)	1(2,6)	6(10,3)
Stade 4, n(%)	0	2(3,45)
OMS aggravé, n(%)		22(37,9)
Nb sous TAR, n(%)		11(18,9)
Délai début TAR, médiane ± IIQ,		12,9 ± 30,8

mois

Stade 3, n(%)	4(6,9)
Stade 4, n(%)	7(12)

*DLC = diarrhée au long cours

**FLC = fièvre au long cours

Tableau 4. Répartition des stades OMS selon les populations A et B.

La majorité des patients de la population A, 89,7 %, a un stade clinique OMS 1 ou 2. Seuls 4 patients, soit 10,3 %, sont à un stade clinique OMS 3, ils ont été recrutés sur une sérologie antérieure négative datant de moins de 5 ans.

Le stade clinique OMS initial des patients de la population B est celui du début de leur prise en charge au CTA : 24,1 %, soit 14 patients, ont un stade OMS 1 ou 2 ; 75,9 %, soit 44 patients, un stade 3 ou 4.

Les différences de stade clinique initial entre les deux populations sont, comme attendu, statistiquement significatives, p = 0,001 (test du chi2).

Parmi la population B, 22 patients soit 37,9 % ont subi une aggravation de leur état clinique en lien avec l'évolution de leur maladie. Pour 11 d'entre eux, cette évolution est survenue sous TAR, avec un délai médian de 12,9 mois après le début du TAR [2,5 à 53,8 mois (soit 4,5 ans)].

2.4. Données biologiques

Seulement six patients (soit 15,4 %) de la population A ont une charge virale disponible, moyenne 10 933 cp/mL [< 400-20 500]. Le délai entre la date de la dernière CV disponible et la date de prélèvement pour l'étude est de 3,2 mois (médiane ± IIQ 1) [1,4-26,3].

Parmi la population A, 24 patients (soit 61,5 %) ont un taux de CD4 disponible, moyenne 902,8 /µL [299-2043]. Pour 21 d'entre eux, le dernier taux disponible correspond au taux initial de CD4 au début du suivi. Le délai entre la date du dernier taux de CD4 disponible et la date de prélèvement est de 7,1 mois en moyenne, écart-type 4,5 [1,1-15,3].

	Population A (n=39)	Population B (n=58)
Charge virale*, médiane ± IIQ, cp/mL	11500 ± 18300	40000 ± 97000
Nb de CV disponibles par patient		
0, n(%)		1(1,7)
1, n(%)		10(17,2)
2, n(%)		8(13,8)
3, n(%)		15(25,8)
4, n(%)		10(17,2)
5, n(%)		9(15,5)
6, n(%)		5(8,6)
CD4**, moyenne ± ET, /µL; nb dispo, n(%)	902,8 ± 415,7 ; 24(61,54)	214,6 ± 118,8 ; 58(100,0)
Taux initial, moyenne ± ET, /µL; nb dispo, n(%)	882,9 ± 409,9 ; 21(53,8)	149,0 ± 102,0 ; 44(75,9)
Taux max, moyenne ± ET, /µL; nb dispo, n(%)		334,5 ± 116,5 ; 55(94,8)
Taux à mise TAR, moyenne ± ET, /µL; nb dispo, n(%)		117,8 ± 88,3 ; 31(53,4)
Nb max sous TAR, moyenne ± ET, /µL; nb dispo, n(%)		332,9 ± 116,8 ; 53(91,4)
Nb de CD4 disponibles par patient		
1, n(%)		3(5,2)
2, n(%)		7(12,1)
3, n(%)		15(25,8)
4, n(%)		20(34,5)
5, n(%)		6(10,3)
6, n(%)		3(5,2)

| 7, n(%) | 3(5,2) |
| 8, n(%) | 1(1,7) |

Tableau 5. Caractéristiques immunologiques et virologiques des deux populations.

*dernier taux de CV disponible, soit le plus récent.

**dernier taux de CD4 disponible, soit le plus récent.

Concernant la population B, seul un patient n'a pas de CV disponible. La moyenne des dernières CV disponibles n'est pas valable du fait de valeurs extrêmes trop éloignées, < 400 à 9 600 000 cp/mL.

Le délai entre la date de la dernière CV disponible et la date de prélèvement est de 9,6 mois (médiane ± IIQ 9,1) [0-26,2]. Pour un suivi de 5 ans au CTA de Brazzaville, un patient bénéficie en moyenne de 3,2 mesures de CV, écart-type 1,7.

La moyenne de leur dernier taux de CD4 disponible est de 214,6 /µL [22-533]. Le délai entre la date du dernier taux de CD4 disponible et la date de prélèvement est de 10,5 mois en moyenne, écart-type 4,4 [2,3-22,6]. Pour un suivi de 5 ans au CTA de Brazzaville, un patient bénéficie de 3,5 mesures de taux de CD4, médiane ± IIQ 1,7.

Les valeurs extrêmes de CD4 sont :

pour le taux initial, 3 à 395 /µL;

pour le taux à la mise sous TAR, 2 à 336 /µL;

pour le taux maximum sous TAR, 117 à 601 /µL.

Seuls 2 patients ont un taux maximum de CD4 atteint avant la mise sous TAR, pour les autres le taux maximum de CD4 durant le suivi a été atteint sous TAR.

3. Description de la prise en charge médicamenteuse des patients traités en échec de première ligne thérapeutique

3.1. Traitements antirétroviraux

Le délai entre le début du suivi et la mise sous TAR est de 9,1 mois (médiane ± IIQ 17,9) [0 à 93,8 (soit 7,8 ans)], après exclusion des deux patients qui ont fait l'objet d'un transfert entre le CTA de Pointe-Noire et le CTA de Brazzaville.

Le détail des TAR instaurés, du nombre de *switch* et des motifs de ces changements de molécules est récapitulé dans les tableaux 6, 7 et 8.

	Population B (n=58)
Délai de mise sous TAR, médiane ± IIQ, mois	9,1 ± 17,9
Nb de patients ayant eu	
0 *switch*, n(%)	14(24,1)
1 *switch*, n(%)	24(41,4)
2 *switch*, n(%)	10(17,2)
3 *switch*, n(%)	6(10,3)
4 *switch*, n(%)	3(5,1)
6 *switch*, n(%)	1(1,7)
TAR initial, n(%)	58(100,0)
AZT/3TC/NVP, n(%)	16(27,6)
D4T/3TC/NVP, n(%)	25(43,0)
AZT/3TC/EFV, n(%)	9(15,5)
D4T/3TC/EFV, n(%)	3(5,1)
TDF/FTC/EFV, n(%)	1(1,7)
autre, n(%)	4(6,9)
TAR Switch 1, n(%)	44(75,9)
AZT/3TC/NVP, n(%)	23(39,7)
D4T/3TC/NVP, n(%)	10(17,2)
AZT/3TC/EFV, n(%)	7(12,1)
D4T/3TC/EFV, n(%)	4(6,9)
TDF/FTC/EFV, n(%)	0

Tableau 6. Description des TAR initiaux et des premiers changements de molécules.

	Population B (n=58)
Motifs du 1er *switch*, n(%)	44(100,0)
Non précisé, n(%)	4(9,0)
Prévention, n(%)	6(13,6)
Rupture, n(%)	6(13,6)
Autre, n(%)	5(11,36)
Effets indésirables, n(%)	24(54,5)
dont Anémie, n(%)	4(9,0)
NPP*, n(%)	6(13,6)
Lipodystrophie, n(%)	3(6,8)
Autres ei**, n(%)	12(27,3)
dont à NVP, n(%)	4(9,0)
à AZT, n(%)	2(4,5)
à EFV, n(%)	3(6,8)
Autre, n(%)	3(6,8)

*NPP = Neuropathie périphérique

**ei = effets indésirables

Tableau 7. Motifs des premiers changements de molécules.

	Population B (n=58)
TAR *switch* 2, n(%)	20(34,5)
AZT/3TC/NVP, n(%)	9(15,5)
D4T/3TC/NVP, n(%)	5(8,6)
AZT/3TC/EFV, n(%)	4(6,9)
D4T/3TC/EFV, n(%)	1(1,7)
TDF/FTC/EFV, n(%)	1(1,7)
Motifs du 2ème *switch*	20(100,0)
Non précisé, n(%)	2(10,0)
Prévention, n(%)	3(15,0)
Rupture, n(%)	2(10,0)
Autre, n(%)	2(10,0)
Effets indésirables, n(%)	11(55,0)
Dont Anémie, n(%)	5(25,0)
NPP, n(%)	5(25,0)
Lipodystrophie, n(%)	1(5,0)
Autres ei, n(%)	0
TAR *switch* 3, n(%)	10(17,2)
AZT/3TC/NVP, n(%)	5(8,6)
D4T/3TC/NVP, n(%)	2(3,4)
AZT/3TC/EFV, n(%)	2(3,4)
D4T/3TC/EFV, n(%)	0
TDF/FTC/EFV, n(%)	1(1,7)
TAR *switch* 4, n(%)	4(6,9)
TAR *switch* 6, n(%)	1(1,7)

Tableau 8 . Description du 2ème *switch*, les motifs et les *switch* suivants.

3.2. Notions sur l'observance

Parmi les 58 patients de la population B, 44 (soit 75,9 %) patients ont la mention « mauvaise observance » inscrite au moins une fois dans leur dossier. Les motifs de cette mauvaise observance sont détaillés dans le tableau 9.

	Population B (n=58)
Observance	
Bonne, n(%)	3(5,2)
Mauvaise, n(%)	44(75,9)
NR, n(%)	11(19,0)
Motifs de mauvaise observance	
Saut de prise, n(%)	8(18,2)
Rupture volontaire qq jours, n(%)	12(27,3)
Décalage horaires de prise, n(%)	39(88,6)
Non respect rdv, n(%)	11(25,0)
Oubli, n(%)	12(27,3)
NR, n(%)	2(4,5)
Périodes floues	
Nb de patients ayant eu au moins une période floue, n(%)	29(50,0)
Durée, moyenne ± ET, jours	151,9 ± 176,0
Motifs de ces périodes floues	
Arrêt volontaire, n(%)	5(17,2)
Perdu de vue, n(%)	8(27,6)
Irrégularité des rdv, n(%)	2(6,9)
Rupture TAR, n(%)	4(13,8)

Dossier perdu, n(%)	1(3,4)
Autre, n(%)	7(24,1)
Arrêt TAR raison NR, n(%)	2(6,9)

Tableau 9 . Description de la relation au TAR dans la population B.

Les motifs des périodes floues sont récapitulés dans le tableau 9. La durée moyenne de ces périodes est de 151,9 jours soit 5 mois, écart-type 176 [min 10 jours-max 864 jours, soit 2,4 ans]. Dix-huit patients (soit 31 %) n'ont eu qu'une seule période floue signalée dans leur dossier, 11 (18,9 %) en ont eu deux et 29 (50 %) aucune.

Vingt-cinq, soit 43,1 % des patients, ont eu au moins une notification d'échec (clinique et/ou immunologique et/ou virologique) inscrite dans leur dossier, dont trois, soit 5,2 %, avec une CV < 5 000 cp/mL (Tableau 10).

Trente-trois patients, soit 56,9 %, n'ont pas de notification d'échec dans leur dossier, parmi ceux-ci 24, soit 41,4 %, sont en échec virologique non étiqueté et sept, soit 12,1 %, ont une charge virale < 5000 cp/mL.

Le délai entre le début du TAR et la première notification d'échec est de 2,76 ans en moyenne, écart-type 1,26 [valeurs extrêmes : 0,58-5,08]. La durée pendant laquelle le patient est laissé sous TAR de première ligne malgré une notification d'échec est de 1,8 an, médiane ± IIQ 2,42 [0,024-4,29].

	Population B (n=58)
Notification d'échecs	
Nb de notifications d'échec dans le dossier	
0, n(%)	33(56,9)
1, n(%)	13(22,4)
2, n(%)	8(13,8)
3, n(%)	3(5,2)
9, n(%)	1(1,7)
Délai début TAR, moyenne ± ET, ans	2,76 ± 1,26
Durée en échec, médiane ± IIQ, ans	1,8 ± 2,42

Tableau 10. Notifications d'échec dans le dossier des patients de la population B.

4. Caractérisation moléculaire des isolats VIH-1

4.1. Amplifications réussies

	Population A (n=39)	Population B (n=58)
Gènes amplifiés		
RT + Prot, n(%)	25(64,1)	50(84,7)
Que RT, n(%)	0	1(1,7)
Que Prot, n(%)	7(17,9)	6(10,2)
Pas d'amplification, n(%)	7(17,9)	1(1,7)
Génotypage		
Sous-type déterminé, n(%)	17(73,6)	21(36,2)
URF, n(%)	15(38,5)	36(62,1)
Pas d'amplification, n(%)	7(17,9)	1(1,7)

Tableau 11. Récapitulatif des amplifications réalisées.

Pour 7 échantillons de la population A, aucune amplification n'a réussi malgré l'essai de toutes les amorces précitées. Un avait une CV indétectable (< 400 cp/mL) et des CD4 à 629 /µL, les autres avaient tous des CD4 > 1000 /µL [1001-1500]. Cependant, parmi ceux ayant eu une amplification réussie, certains avaient plus de 1000 CD4 /µL. Pour les sept patients dont les échantillons n'ont pu être amplifiés, une sérologie antérieure négative était disponible ainsi que plusieurs sérologies positives.

Un seul échantillon parmi la population B n'a pas été amplifié, malgré une CV à 27 000 cp/mL et des CD4 à 264 /µL en baisse.

La population B a plus de virus non classables (dits formes recombinantes indéterminées, URF) parmi les sous-types connus que la population A, p = 0,005 (test de Fisher).

Aucune corrélation n'a été retrouvée entre l'absence d'amplification ou l'amplification d'un seul gène et l'aspect macroscopique du plasma lors du prélèvement.

4.2. Population A, patients naïfs

Parmi les 32 patients pour lesquels il a été possible d'amplifier au moins un gène, nous avons mis en évidence une double infection virale chez un patient lors de l'amplification du gène Prot et une quasi-espèce chez un autre patient à l'amplification du gène RT. Ces résultats ont été obtenus par utilisation des amorces de deuxième intention de l'ANRS. Après séquençage des différents amplifiats, nous avons pu mettre en évidence deux sous-types différents pour le gène Prot G et URF, et URF pour le gène RT pour un même échantillon. En revanche, le deuxième est bien une quasi-espèce car de même sous-type pour les deux amplifiats RT1 et RT2 avec un même embranchement phylogénétique mais de longueur différente (cf Annexe 4). Les pourcentages de chaque sous-type présentés dans la figure 5 sont donc calculés sur une base de 33 virus mis en évidence.

Les sous-types indéterminés (URF) sont prédominants (49 %), suivis des sous-types A1 (9 %), B et CRF02_AG (6 %). Viennent ensuite un représentant (soit 3 %) de plusieurs autres sous-types et formes recombinantes circulantes (CRF) : A2, C, D, F1, G, H, CRF11_cpx, CRF13_cpx, CRF20_BG, CRF21_A2D.

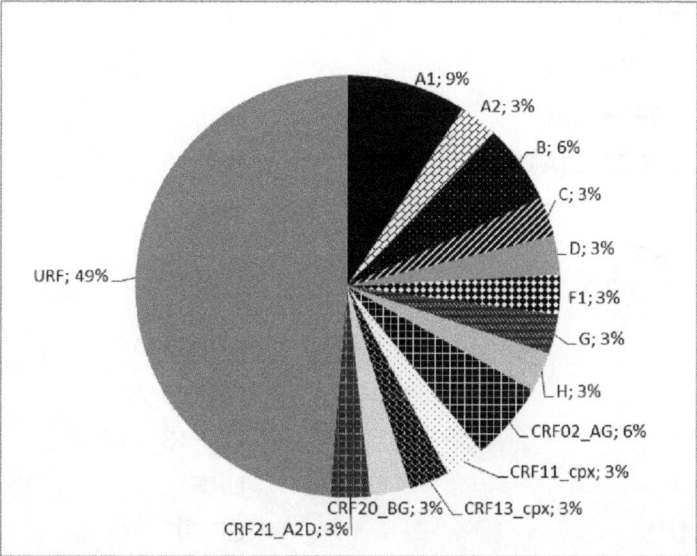

Figure 5. Caractérisation moléculaire des VIH-1 de la population A.

Les détails concernant les 16 URF retrouvées sont présentés dans le tableau 12. Un virus possède un gène RT de sous-type totalement inconnu (U), il ne s'embranche avec aucun sous-type connu du groupe M [Annexe 4].

RT	nb	Prot	nb
K	1	URF	1
CRF06_cpx	1	URF	1
CRF09_cpx	1	URF	1
CRF11_cpx	1	CRF18_cpx	1
CRF18_cpx	1	URF	1
CRF22_01A1	2	B	1
		URF	1
URF*	8	C	1
		G	2
		CRF02_AG	1
		CRF03_AB	1
		CRF15_01B	1
		URF	2
U**	1	CRF02_AG	1

*URF : undetermined recombinant form

**U : Unknown virus

Tableau 12. Détail par gène des sous-types des virus classés URF de la population A.

4.3. Population B, patients en échec

De la même façon que pour la population A, il a été mis en évidence un échantillon contenant une double infection virale pour le gène Prot CRF16_A2D et URF, et CRF09_cpx pour le gène RT. Ainsi que deux quasi-espèces présentes sur le gène RT pour deux échantillons différents [Annexe 3]. Le calcul des pourcentages des sous-types présentés dans la figure 6 est basé sur 58 virus.

Les URF sont nettement majoritaires (64 %), suivis par les classes recombinantes CRF02_AG et CRF37_cpx (8,6 %) et les sous-types G (7 %), D et H (3,4 %). B, F1, CRF33_01B ont chacun un seul représentant.

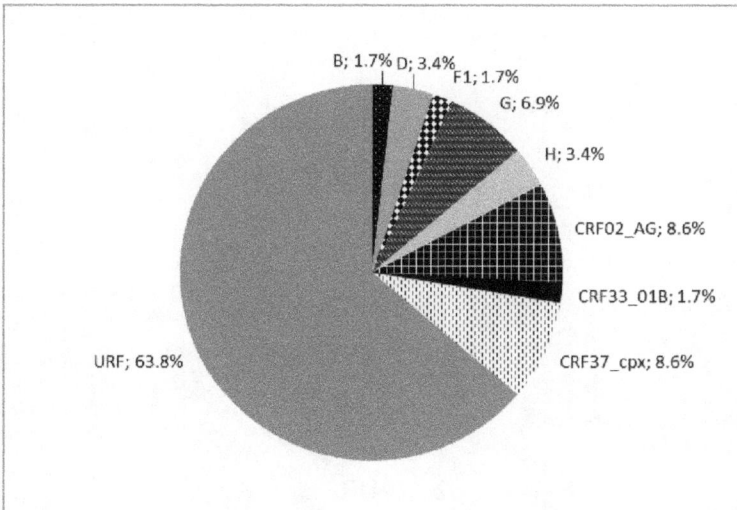

Figure 6. Caractérisation moléculaire des VIH-1 de la population B.

La composition par gène des 37 URF mises en évidence est détaillée dans le tableau 13. Un virus présente un gène RT de sous-type totalement inconnu (U), il ne s'embranche avec aucun sous-type connu du groupe M [Annexe 4].

RT	nb	Prot	nb
A2	2	CRF03_AB	2
D	2	B	2
J	1	CRF37_cpx	1
CRF09_cpx	5	CRF16_A2D	1
		URF	4
CRF19_cpx	1	B	1
CRF22_A101	2	URF	2
CRF25_cpx	1	URF	1
CRF37_cpx	1	CRF16_A2D	1
URF*	19	A1	1
		C	1
		G	5
		CRF02_AG	1
		CRF13_cpx	1
		CRF16_A2D	1
		CRF22_01A1	1
		CRF25_cpx	1
		CRF37_cpx	1
		URF	6
U**	1	URF	1
-	2	URF	2

*URF : undetermined recombinant form **U : Unknown virus

Tableau 13. Détail par gène des sous-types des virus classés URF de la population B.

5. Description des mutations de résistance aux antirétroviraux

5.1. Population A, patients naïfs

5.1.1 <u>Mutations de résistance aux INTI</u>

Un échantillon de sous-type A1 porte une mutation 115F, ce qui lui confère une résistance à l'abacavir (ABC).

5.1.2 <u>Mutations de résistance aux INNTI</u>

Trois isolats portent des mutations de résistances aux INNTI selon l'algorithme de l'ANRS:

Un virus classé URF présente les mutations 101E, 138Q, 179I et 98G, il est donc résistant à l'efavirenz (EFV) et à la rilpivirine (RPV) et de sensibilité intermédiaire (= mutations associées à une « possible résistance ») à l'étravirine [Annexe 2].

Un virus classé URF, du fait des mutations 103N et 190A, est résistant à l'EFV et à la NVP. Il porte également les mutations 90I et 106I.

Un virus classé F1 par la mutation 138A est résistant à la RPV ; il porte également une 179I. Cependant, il ne sera pas pris en compte dans le calcul de la prévalence de la résistance aux INNTI chez les patients naïfs, car la mutation 138A n'est pas retenue dans la liste établie pour la surveillance de la transmission de mutations de résistance [58]. De plus, elle peut être considérée comme une mutation de polymorphisme de ce sous-type, la rilpivirine n'étant pas disponible au Congo-Brazzaville.

Il est à noter qu'un virus classé URF présente les mutations 90I et 179I, un virus classé CRF22_01A1 la mutation 179I, et un virus classé URF la mutation 98G ; ce qui ne leur confère pas de résistance car pour l'instant ils ne portent pas d'autres mutations de résistance. Par ailleurs, ces mutations (90I et 179I) sont considérées comme des mutations de polymorphisme selon la liste du groupe d'experts.

5.1.3. Mutations de résistance aux IP

Trois patients portent des virus présentant des mutations de résistance aux IP:

- le virus classé G de la double infection porte la mutation 90M, il est résistant au nelfinavir et de sensibilité intermédiaire à l'indinavir.
- un virus classé CRF13_cpx par la mutation 46L est résistant à l'indinavir.
- le virus classé A1 qui présente la mutation 115F porte également une 46L.

A noter : un virus classé CRF11_cpx présente les mutations 10I-15V-62V, il est donc considéré comme potentiellement résistant au Saquinavir selon l'algorithme de l'ANRS. Ces mutations sont considérées comme étant des mutations de polymorphisme selon la liste du groupe d'experts. Le patient porteur de ce virus n'est donc pas inclus dans le calcul de prévalence des mutations de résistance aux IP.

5.2. Population B, patients en échec

5.2.1. Mutations de résistance aux INTI

Plusieurs mutations de résistance aux INTI sont représentées avec une majorité de 184V suivie par des TAM (*thymidine associated mutations*) : 215Y/F, 41L, 67N, 70R, 219Q/E, 210W.

D'autres mutations sont observées : 69D/N/S, 74V/I, 44D, 75M/A, 215I/N et 70E; la nucleotide associated mutation (NAM) 151M a une prévalence de 1 %. Les pourcentages sont basés sur le nombre d'échantillons ayant été amplifiés pour le gène RT, soit 51.

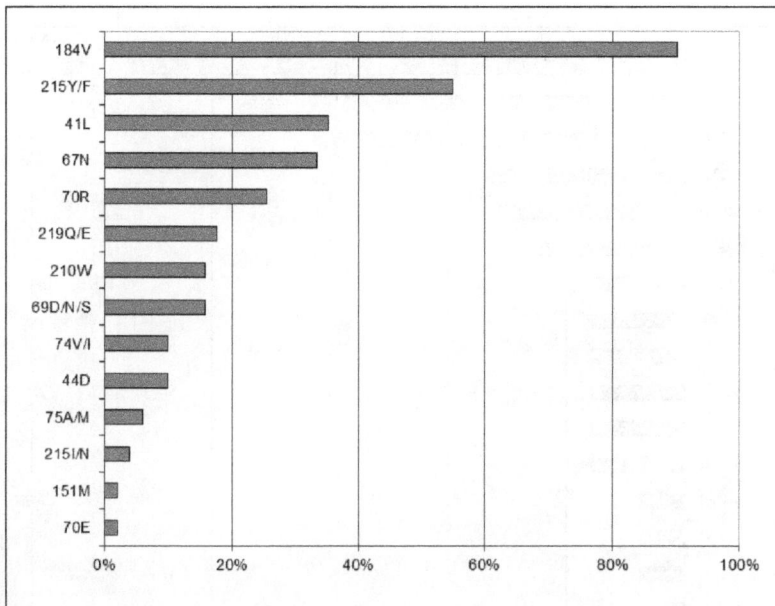

Figure 7. Résistance aux INTI chez les patients traités en échec.

5.2.2. Mutations de résistance aux INNTI

La mutation la plus représentée est la 103N, suivie de 221Y, 181C, 98G, 190A/S, 179I/T, 106A, 90I, 101E, 230L, 138A/G, 101H/R, 98S, 106I , 225H et 181V. Les pourcentages sont basés sur le nombre de patients pour lesquels le gène RT a été amplifié (51).

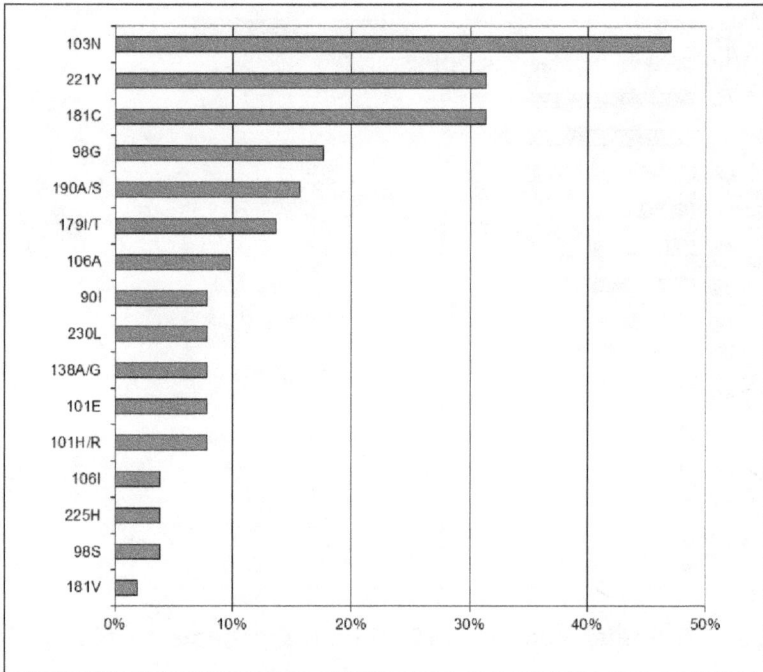

Figure 8. Résistance aux INNTI chez les patients traités.

5.2.3. Mutations de résistance aux IP

Seulement une mutation majeure à l'indinavir est notée dans cette population : la 46L portée par un virus classé F1.

Un virus classé CRF37_cpx et deux virus classés CRF02_AG portent 3 mutations, qui leur confèrent une résistance possible au Saquinavir.

5.2.4. Genotypic Sensitivity Score

Le GSS a été calculé, comme décrit précédemment [27], sur les 50 isolats ayant amplifiés à la fois pour RT et Prot, pour les deux options de deuxième ligne disponibles au Congo, à savoir ABC/ddI/LPV/r et TDF/FTC/LPV/r. Les résultats sont présentés dans la Figure 9.

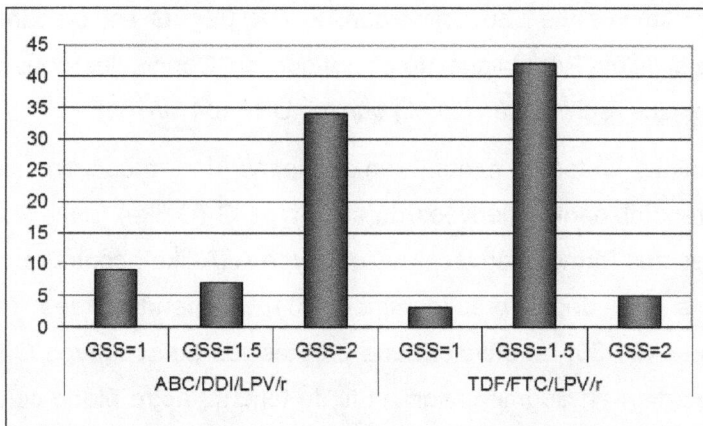

Figure 9. Genotypic Sensitivity Score calculé pour un TAR de seconde ligne.

Le GSS de l'association ABC/DDI/LPV/r est plus haut, 2 pour 34 patients, alors que 42 individus ont un GSS de 1,5 pour l'association TDF/FTC/LPV/r.

Quatrième partie - Discussion et Perspectives

La très grande diversité génétique du VIH-1 au Congo-Brazzaville a déjà été démontrée. Cependant, par rapport aux données antérieures [31-36], la proportion de sous-types purs diminue au profit de formes recombinantes. Si l'on regroupe les deux populations A et B, huit sous-types purs (soit 28 %) : A1, A2, B, C, D, F1, G, H ; sept formes recombinantes : CRF02_AG, CRF11_cpx, CRF13_cpx, CRF20_BG, CRF21_A2D, CRF33_01B, CRF37_cpx et une majorité de formes indéterminées (URF 58 %) sont observés.

De plus, la distribution des différents sous-types est différente de celle des pays limitrophes : au Cameroun, le CRF02_AG est prédominant [61], alors qu'en République démocratique du Congo, les sous-types purs sont plus représentés (51 %) que les URF (34 %) [62].

Les résultats obtenus mettent en évidence une prédominance de formes recombinantes dérivées du sous-type G (G-like) [annexes 4 et 5], suivies des formes dérivées du sous-type A (A-like), contrairement à ce qui a été décrit précédemment [31]. Cependant, les études antérieures [31-36] retrouvaient une progression du sous-type G, avec une proportion en augmentation au fil du temps ; notre étude confirme cette tendance.

La présence de multiples formes indéterminées peut être due à un taux élevé de patients multi-infectés, comme le suggère la présence de doubles infections. Contrairement à ce qui a été décrit au Cameroun [61], ces URF ne sont pas portés chacun par un seul individu. En effet, l'analyse phylogénique montre que plusieurs isolats classés URF créent

94

de nouveaux embranchements tout en étant regroupés entre eux. Ils ne sont pas uniques. Ils pourraient définir de futures classes recombinantes ou sous-types, à déterminer par séquençage du génome complet et *bootscanning*.

Plusieurs hypothèses de départ n'ont pas été vérifiées dans cette étude.

En effet, du fait des critères même de sélection selon lesquels les patients de la population A doivent être nouvellement infectés et les patients de la population B en échec de première ligne, il aurait paru probable que les patients de la population B soient plus âgés que ceux de la population A.

Or il n'y a pas de différence d'âge statistiquement significative entre les deux. Ceci s'explique par le fait que dans la population A il y a des patients âgés qui remplissaient les critères d'inclusion. Et que parmi la population B, il y a de jeunes adultes nés de mère séropositive, ils sont considérés comme ayant été contaminés par transmission materno-fœtale.

Cependant, il y a bien une différence statistiquement significative d'antériorité de la maladie dans la population B, car les patients de la population B sont suivis depuis plus de 5 ans au CTA et y ont été admis à un stade plus avancé de la maladie. Selon la physiopathologie de la maladie, il est possible d'estimer qu'ils ont été infectés une dizaine d'années avant les patients de la population A.

De la même façon, au vu des différentes études montrant une diversification de plus en plus importante des sous-types entre la première étude réalisée en 1999 [36] et la dernière en 2006 [31], il était légitime de penser que la caractérisation moléculaire des isolats de la population A montrerait une plus grande diversité génétique que celle des isolats de la population B. De même, l'épidémiologie du VIH-1 au niveau mondial va dans le sens d'une plus grande diversification avec la description de plus en plus de CRF [15]. Pourtant, dans notre travail, la proportion de formes indéterminées (URF) est plus grande dans la population B que dans la population A. Nous pouvons avancer plusieurs hypothèses afin d'expliquer ce résultat :

- L'origine géographique des patients des deux populations peut être différente (donnée non recueillie). Les patients de la population B pourraient venir de villages plus reculés à l'intérieur du pays que ceux de la population A et donc être plus proches de l'épicentre de l'infection.

- La variabilité génétique du VIH-1 aurait induit la formation de formes recombinantes de virulence limitée et donc qui ne se seraient pas transmises facilement aux personnes nouvellement infectées, à l'instar du VIH-2 et du VIH-1 groupes O, N et P qui restent à l'état endémique.

- D'une autre manière, il est possible que les patients de la population B, étant porteurs du VIH-1 depuis plus longtemps et donc soumis à des réinfections et surinfections possibles, soient l'objet d'une plus grande recombinaison [63]. Cependant, la présence de double infection a également été observée parmi les patients de la population A (les résultats obtenus retrouvent une double infection dans chaque population et une quasi-espèce dans la population A, contre deux dans la population B).

Il serait intéressant de réaliser de plus amples investigations afin de vérifier ces hypothèses, notamment la recherche de variants minoritaires par *ultradeep sequencing*, qui permet entre autres de mettre en évidence des sous-populations virales présentes à moins de 20 à 30 % dans le plasma de l'individu.

Par ailleurs, les patients de la population B, étant infectés depuis plus d'une dizaine d'années, devraient porter des virus présentant une diversité génétique comparable à celle décrite dans les études antérieures. Or ce n'est pas le cas. Ceci pourrait s'expliquer par un artéfact de la méthode du plus proche voisin. En effet, le nombre de séquences de référence disponibles ne cesse d'augmenter. Il est ainsi possible que la population B étudiée ici n'ait pas plus de formes indéterminées que la population étudiée dans des études précédentes ; mais du fait d'avoir plus de séquences différentes disponibles à qui les comparer, elles seraient plus discriminées.

Un exemple dans cette étude réside dans l'échantillon classé CRF33_01B.

Cet isolat n'a été amplifié que dans le gène Prot et observe un comportement variable lors de l'étude phylogénique. En effet, quand il est comparé à l'ensemble des références [Annexe 6], il s'embranche avec le CRF22_01A1 décrit au Cameroun [15]. En revanche, lorsqu'il est comparé à l'ensemble des références et des échantillons amplifiés en Prot [Annexe 5], il s'embranche avec le CRF33_01B, qui n'est décrit qu'en Malaisie.

Concernant les données socioculturelles, la différence de situation matrimoniale entre les deux populations est statistiquement significative. Les patients de la population A sont plus fréquemment en couple que ceux de la population B. Le patient séropositif peut faire l'objet d'un rejet de la part de son conjoint, ou bien celui-ci peut lui avoir transmis le virus et en avoir succombé.

La description des facteurs de risques a évolué du fait d'un changement de questionnaire d'entrée, une différence de comportement entre les deux populations est donc difficilement évaluable.

Cependant nous pouvons remarquer plusieurs particularités : il n'est jamais demandé au patient son appartenance à un groupe à risque, notamment les hommes ayant des rapports sexuels avec des hommes et les usagers de drogues. Ceci ne se limite pas au CTA de Brazzaville, aucune donnée n'est disponible vis-à-vis de ces groupes à risques pour le Congo [1, 29].

Nous ne savons pas si ces facteurs de risques ne sont pas évoqués du fait d'un tabou sociétal ou s'il est estimé qu'ils n'existent pas au Congo.

En effet, la toxicomanie est considérée inexistante, car les stupéfiants sont interdits sur le territoire congolais, et ce même pour un usage médical des morphiniques à titre antalgique.

Concernant l'homosexualité, ce sujet n'est pas abordé ou très peu. Il parait même inconcevable pour certains d'en parler, du fait d'une répartition très sexuée des tâches domestiques, de la place de l'homme et de la femme dans la société. Pour autant, les pratiques sexuelles de multipartenariat et de partenariats occasionnels ne semblent pas réservées aux hommes, une certaine égalité existe entre les deux sexes, mais peut-être de façon plus confidentielle chez les femmes.

Concernant le port du préservatif, aucune différence statistique n'est relevée entre les populations A et B. Cela montre un échec des différents programmes de prévention contre le VIH (abstinence, fidélité, préservatif) qui ont été réalisés sur le territoire. D'ailleurs, le préservatif est peu mis lors de relations sexuelles (seulement 4 personnes dans chaque population), ce qui peut s'expliquer par une prépondérance de femmes dans ces deux populations et de leur soumission à l'homme lors des rapports [64]. Elles ne peuvent imposer le port d'un préservatif à leur partenaire.

Le suivi clinique est plus aisément réalisé que le suivi biologique. En 2010, 15 747 analyses ont été effectuées contre 23 007 en 2009, soit une diminution de 31 % due essentiellement aux pannes des automates de biochimie et d'analyse des CD4 et aux ruptures d'approvisionnement en réactifs [49], sachant que le nombre d'analyses comprend aussi bien les taux de CV et de CD4, que les tests de grossesse, les dosages des transaminases, etc.

De plus, nous avons vu qu'un patient suivi pendant cinq ans au CTA aura bénéficié d'environ 3 taux de CV et de CD4, alors que les recommandations [8] en préconisent une dizaine.

Parmi la population B, il a été possible d'amplifier, bien que pour un seul gène et avec les amorces de sous-type C, des échantillons pour lesquels la charge virale avait toujours été très basse ; ces patients avaient été recrutés sur la base d'un échec immunologique. L'utilisation des papiers buvards est donc fiable, l'extraction via le kit bioMérieux est très sensible, comme précédemment décrit [65]. Nous ne trouvons aucune explication concrète pour les échantillons qui n'ont pas du tout été amplifiés.

Tous les patients de la population B inclus dans cette étude ont vu leur dossier discuté en réunion pluridisciplinaire, afin de décider d'un éventuel passage en seconde ligne.

Celui-ci a le plus souvent été reporté et un renforcement des compétences par l'équipe psycho-sociale a été décidé. Ce retard de changement de ligne thérapeutique (souligné également par la durée retrouvée dans cette étude, de 1,8 an pendant laquelle le patient est laissé sous TAR de première ligne malgré une notification d'échec dans le dossier) peut s'expliquer de plusieurs manières :

- Une appréhension de la part du patient, qui ne veut pas passer en deuxième ligne du fait de l'alourdissement du TAR. En effet, il passe d'un TAR comprenant un à trois comprimés par jour à un TAR en comprenant huit par jour.

- Une mauvaise compliance au traitement de première ligne laissant présager une mauvaise observance pour celui de deuxième ligne.

- Une tolérance de la part de l'équipe médicale à des taux de CV restant inférieurs à 10 000 cp/ml et surtout à un échec virologique pur sans échec clinique associé. Et ce malgré la description de problèmes d'accumulation de mutations de résistance plus complexes lorsqu'on laisse un patient en réplication virale sous TAR [12, chap. 30].

- Une certaine limitation réside dans le fait qu'il n'y a pas de troisième ligne thérapeutique disponible au Congo-Brazzaville.

Chez les patients naïfs, la prévalence de la résistance aux INTI est de 4 %, 8 % pour les INNTI et 9 % pour les IP. La République du Congo peut être classée dans les pays à faible prévalence, < 5 % pour les INTI, modérée, entre 5 % et 15 %, pour les INNTI et les IP. Ce qui correspond aux observations effectuées à Yaoundé au Cameroun [66] ; en revanche ces taux sont supérieurs à ceux relevés au Gabon [67].

Nous devons toutefois rester prudents dans l'interprétation de ces données du fait du nombre réduit d'échantillons concernés (n = 25 pour RT et n = 32 pour Prot). Cependant ces résultats montrent la nécessité de réaliser d'autres études de transmission de mutants résistants dans le pays.

Chez les patients traités en échec de première ligne, les mutations de résistance sont en rapport avec les ARV utilisés.

Comme le montre la figure 10, après analyse des séquences par le logiciel *SmartGene* et leur interprétation par l'algorithme de l'ANRS, les mutations de résistance observées induisent une résistance fréquente aux TAR les plus utilisés (d4T/AZT-3TC-NVP/EFV), mais également une résistance croisée à d'autres molécules.

En effet, 16 isolats (31,4 %) présentent des mutations de résistance à ABC/ddl sans que les patients correspondants n'en aient reçu, puisque ces molécules sont réservées à la seconde ligne de TAR.

Vingt-neuf isolats (56,9 %) présentent une résistance à la rilpivirine, dont 11 (21,6 %) sont également résistants à l'étravirine, alors que ces molécules ne sont pas disponibles sur le territoire congolais. De plus, contrairement à ce qui a été décrit dans une étude réalisée à Bangui [68], cette résistance est majoritairement due à la mutation 221Y et à l'association 181C+221Y et non à la mutation 138A. Sachant que spontanément, il est décrit que 10 % des virus non-B présentent au moins une mutation impliquée dans le score génotypique de résistance à l'ETR et 0,4 % ont deux mutations [12, chap. 33].

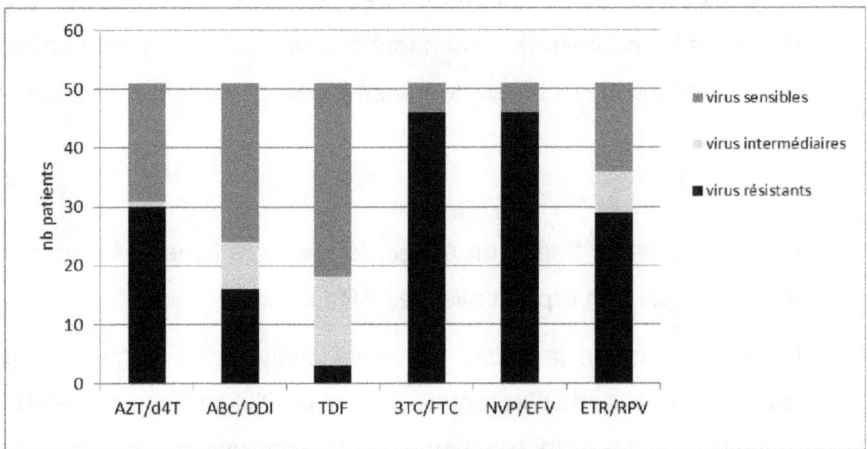

Figure 10. Proportion de virus résistants aux molécules ARV des deux classes INTI et INNTI (disponibles ou non à Brazzaville).

Concernant le ténofovir, seulement trois virus sont résistants à cette molécule, bien que 15 portent des mutations associées à une possible résistance (virus de sensibilité intermédiaire, dits « virus intermédiaires » sur la figure 10). La résistance observée est le fruit de l'accumulation de TAM voie 1 et non de la mutation K65R, laquelle n'est pas retrouvée dans cette série.

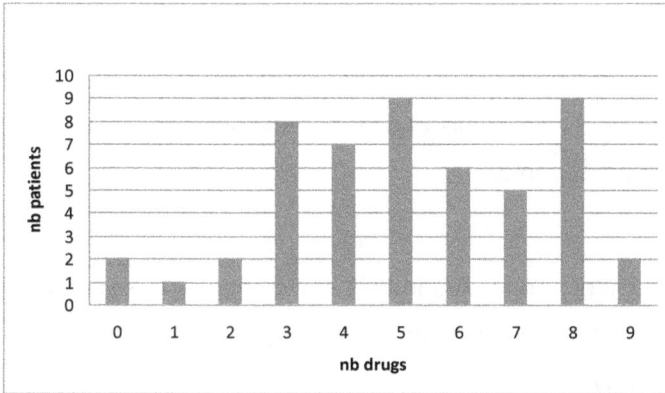

Figure 11. Nombre de molécules inefficaces (INTI et INNTI) chez les patients traités.

La majorité des patients en échec de première ligne de cette étude présente des isolats résistants contre 3 à 8 molécules des classes antirétrovirales INTI et INNTI (Figure 11). Seuls deux patients ont une réplication virale sans mutations de résistance et peuvent être considérés non observants. Nous pouvons conclure que la résistance virale est la principale cause d'échec thérapeutique dans notre étude.

Selon l'OMS, la seconde ligne de TAR délivrée au Congo doit être composée de 2 INTI et 1 IP/r.

Les recommandations 2006 préconisaient l'utilisation de l'association ABC/DDI/LPV/r. Les recommandations 2010 favorisent l'utilisation de TDF/FTCou3TC/LPV/r, si le ténofovir n'a pas été utilisé avant, car l'observance est facilitée par une présentation combinée, les effets indésirables sont plus contrôlables. De plus, dans une approche de maîtrise des coûts de santé publique, cette association revient moins chère que la précédente.

Malheureusement, nous avons mis en évidence que cette seconde option est moins efficiente, comme le suggère le *Genotypic Sensitivity Score* (Figure 9).

En effet, le GSS est plus élevé pour l'association ABC/DDI/LPV/r que pour l'association TDF/FTC/LPV/r, du fait de l'inefficacité prévisible du FTC due à la mutation M184V et de la résistance au TDF due à l'accumulation des TAM voie 1 (Figure 9). Préconiser l'utilisation d'un régime thérapeutique comprenant TDF/FTC/LPV/r en deuxième ligne revient à préconiser l'utilisation de seulement deux molécules pleinement actives au lieu de trois.

La présence de la mutation M184V permet une diminution des capacités réplicatives du virus de près de 10 %, et ce même en l'absence de lamivudine [69]. C'est pourquoi la lamivudine est souvent conservée dans un régime thérapeutique de deuxième ligne malgré la présence de M184V. L'intérêt du maintien de 3TC en seconde ligne comme troisième ou quatrième molécule antirétrovirale est cependant controversé [8, 70]. En effet, il n'a pas été démontré de bénéfice virologique à ce maintien lors d'une étude récente [70].

Conclusion

Malgré l'avènement des thérapeutiques antirétrovirales, l'infection par le VIH/SIDA reste un problème majeur de santé publique, notamment dans les pays à ressources limitées. En effet, l'accessibilité à un TAR et le nombre de molécules antirétrovirales disponibles restent réduits. Ce qui permet le développement de virus de plus en plus résistants par l'accumulation de mutations de résistance. De plus, le suivi clinico-biologique n'est pas encore optimum dans bon nombre de pays dont le Congo-Brazzaville, induisant un retard au passage en deuxième ligne non négligeable.

L'extrême variabilité génétique du VIH-1 au Congo-Brazzaville est à nouveau mise en évidence dans cette étude. Les formes dérivées du sous-type G restent prépondérantes, suivies de celles dérivées du sous-type A. Cependant, une particularité singulière est mise en évidence : la moindre diversité des virus des patients infectés récemment. Ce qui reste à expliquer. De même, la présence de nouvelles formes virales, qui gagneraient à être individualisées, est particulièrement importante.

Du fait du nombre relativement faible d'isolats amplifiés et de leur grande diversité, l'exploitation des mutations de polymorphisme par sous-type n'a pas été réalisée. Elle permettrait cependant d'accroître les données disponibles relatives aux sous-types non-B.

De plus amples investigations semblent nécessaires tant d'un point de vue épidémiologique que vis-à-vis de la surveillance des mutations de résistance. En effet, ces premières données soulignent l'existence de transmission de mutants résistants chez les patients naïfs à des taux variables selon les classes d'antirétroviraux. Toutefois, la prévalence de ces virus mutants reste à réévaluer par des études de plus ample envergure.

Par ailleurs, il semble plus opportun de suivre les recommandations OMS 2006 plutôt que celles de 2010 concernant le choix de la seconde ligne thérapeutique pour les patients en échec de première ligne du CTA de Brazzaville.

En effet, les mutations de résistance observées vis-à-vis des molécules antirétrovirales de deuxième ligne sont dues à l'accumulation de mutations de résistances consécutive à l'usage des molécules de première ligne et non le fait d'une exposition à ces molécules qui pour certaines ne sont pas disponibles au Congo-Brazzaville.

Ces travaux ont fait l'objet d'une présentation sous forme de poster lors du congrès « XIXe Conférence internationale sur le sida », qui s'est déroulé à Washington, fin juillet 2012.

Un article relatif à cette étude a été publié dans *AIDS Research and Human Retroviruses*.

Bibliographie/références

1. UNAIDS. Rapport global. annexe1: Estimations et données VIH et SIDA, 2009 et 2001. Disponible à « unaids.org/globalreport/Global_report_fr.htm ».

2. United Nations. Objectifs du millénaire pour le développement. Objectif 6. Combattre le VIH/SIDA, le paludisme et d'autres maladies. Fiche d'information. Disponible à « www.un.org.melleniumgoals/factgoal6.pdf ».

3. UNAIDS. Rapport global. Chapitre 2. Le point sur l'épidémie. Disponible à « unaids.org/globalreport/Global_report_chap2_Fr.pdf ».

4. OMS. Vers un accès universel : étendre les interventions prioritaires liées au VIH/SIDA dans le secteur de la santé Septembre 2009 Rapport de situation. Disponible à « http://www.who.int/hiv/mediacentre/Progress_Report_overview_fr.pdf ».

5. World Health Organization/UNAIDS. The treatment 2.0 framework for action: catalysing the next phase of treatment, care, and support. Disponible à «http://data.unaids.org/pub/Outlook/2010/20100713_outlook_treatment 2_0_en.pdf». Accessible le 15 décembre 2011.

6. Jordan M, Bennett D, Wainberg M, et al. Update on World Health Organization HIV Drug Resistance Prevention and Assessment Strategy: 2004–201. CID 2012:54 (Suppl 4).

7. Bertagnolio S, Derdelinckx I, Parker M, Fitzgibbon J, Fleury H, et al. (2008) World Health Organization/HIVResNet Drug Resistance Laboratory Strategy. Antivir Ther 13(Suppl 2): 49–57.

8. WHO. Antiretroviral therapy for HIV infection in adults and adolescents Recommendations for a public health approach. 2010 revision. Disponible à « http://whqlibdoc.who.int/publications/2010/9789241599764_eng.pdf ».

9. WHO. HIV drug resistance Fact sheet, avril 2011. Disponible à « http://www.who.int/hiv/facts/WHD2011-HIVdr-fs-final.pdf ».

10. Zhou Z, Wagar N, DeVos JR, Rottinghaus E, Diallo K, et al. (2011) Optimization of a Low Cost and Broadly Sensitive Genotyping Assay for HIV-1 Drug Resistance Surveillance and Monitoring in Resource-Limited Settings. PLoS ONE 6(11): e28184. doi:10.1371/journal.pone.0028184.

11. Gupta R, Hill A, Sawyer A, et al. Virological monitoring and resistance to first-line highly active antiretroviral therapy in adults infected with HIV-1 treated under WHO guidelines: a systematic review and meta-analysis. Lancet Infect Dis 2009; 9: 409–17.

12. Girard P, Katlama C, Pialoux. VIH édition 2011. Doin.

13. Tebit DM, Arts EJ. Tracking a century of global expansion and evolution of HIV to drive understanding and to combat disease. Lancet Infect Dis. 2011 Jan;11(1):45-56.

14. Vidal N, Mulanga C, Edidi Bazepeo S, Lepira F, Delaporte E et Peeters M. Identification and molecular characterization of subsubtype A4 in Central Africa. AIDS Res Hum Retroviruses., 2006, 22(2):182-187.

15. HIV databases. « http://www.hiv.lanl.gov/ ». Guides CRFs. Disponible à « http://www.hiv.lanl.gov/content/sequence/HIV/CRFs/CRFs.html ».

16. Plantier JC, Leoz M, Dickerson JE, et al. A new human immunodeficiency virus derived from gorillas. Nat Med 2009;15:871-72.

17. Roquebert B, Damond F, Brun-Vézinet F, Descamps D. HIV genetic diversity and its consequences. Pathol Bio (Paris). 2009 Mar;57(2):142-8.

18. United Nations. Department of Economic and Social Affairs, Population Division (2011). World Population Prospects: The 2010 Revision, CR-ROM Edition. (tableaux excels). Disponible à « esa.un.org/wpp/Other-Information/faq.htm ».

19. Yeni P. Rapport 2010, Prise en charge médicale des personnes infectées par le VIH. Recommandations du groupe d'experts. La documentation Française. Ministère de la santé et des sports. Septembre 2010.

20. Scarlata S et al. Role of HIV-1 Gag domains in viral assembly. Biochim Biophys Acta. July 2003 Volume 1614, Issue 1 , Pages 62–72

21. Abdul A. Waheed et Eric O. Freed. HIV type 1 Gag as a target for antiviral therapy. AIDS Res Hum Retroviruses January 2012, 28(1): 54-75. doi:10.1089/aid.2011.0230.

22. Arts E et Hazuda D. HIV-1 Antiretroviral Drug Therapy. Cold Spring Harb Perspect Med 2012;2:a007161.

23. AUP. SIDA, des bases pour comprendre. Disponible à « www.actupparis.org/IMG/pdf/Bases-guidesAUP.pdf ».

24. Anglaret X et Salamon R. Épidémie de sida en Afrique subsaharienne. M/S :   médecine sciences, vol. 20, n° 5, 2004, p. 593-598.

25. Clavel F et Hance A. HIV Drug Resistance. N Engl J Med 2004;350:1023-35.

26. Johnson V, Calvez V, Günthard H, Paredes R, Pillay D, Shafer R,. et al. Special Contribution 2011, Update of the Drug Resistance Mutations in HIV-1. Top Antivir Med. 2011;19(4):156-164 ©2011, IAS–USA.

27. De Luca A, Cingolani A, Di Giambenedetto S, Trotta MP, Baldini F, Rizzo MG et al: Variable prediction of antiretroviral treatment outcome

by different systems for interpreting genotypic human immunodeficiency virus type 1 drug resistance. J Infect Dis 2003;187(12):1934–43.

28. United Nations. Department of Economic and Social Affairs, Population Division (2012). World Population Prospects: The 2011 Revision, CR-ROM Edition. (tableaux excels). Disponible à « esa.un.org/unpd/wup/index.htm ».

29. UNAIDS. Rapport UNGASS République du Congo 2010. Disponible à « www.unaids.org/en/regionscountries/countries/congo ».

30. Molez JF. The historical question of acquired immunodeficiency syndrome in the 1960s in the Congo River basin area in relation to cryptococcal meningitis. Am J Trop Med Hyg. 1998 Mar;58(3):273-6.

31. Niama FR, Toure-Kane C, Vidal N, Obengui P, Bikandou B, Peeters M, et al. HIV-1 subtypes and recombinants in the Republic of Congo. S.Infect Genet Evol. 2006 Sep;6(5):337-43.

32. Bikandou B, N'Doundou- N'Kodia MY, Niama FR, Ekwalanga M, Obengui O, etal. Genetic Subtyping of gag and env Regions of HIVType 1 Isolates in Republic of Congo. AIDS Res Hum Retroviruses 2004;20:1005–1009.

33. Taniguchi Y, Takehisa J, Bikandou B, et al. Genetic subtypes of HIV type 1 based on the vpu/env sequences in the Republic of Congo. AIDS Res Hum Retroviruses 2001;18:79–83.

34. Bikandou B, Takehisa J, Mboudjeka I, et al. Genetic subtypes of HIV type 1 in Republic of Congo. AIDS Res Hum Retroviruses 2000;16:613–619.

35. Mboudjeka I, Bikandou B, Zekeng L, et al. Genetic diversity of HIV-1 group M from Cameroon and Republic of Congo. Arch Virol 1999;144:2291–2311.

36. Candotti, D, Tareau C, Barin F, et al. Genetic subtyping and V3 serotyping of HIV type 1 isolates in Congo. AIDS Res Hum Retroviruses 1999;15:309–314.

37. OMS. Stratégie de coopération de l'OMS avec les pays, République du Congo 2004-2007. Disponible à « www.who.int/countryfocus/cooperation_strategy/ccs_cog_fr.pdf ».

38. données non publiées recueillies sur place.

39. ANRS. « www.anrs.fr ». ISAARV, le 20/10/2002. Disponible à « http://www.anrs.fr/index.php/content/download/1424/9507/file/L'Initiati ve sénégalaise d'accès aux médicaments antirétroviraux.pdf. »

40. Mouala C, Madec Y, Adam G, Courpotin C, Fikouma V, Gentilini M, et al. Dix ans d'engagement auprès des PVVIH : évaluation de la prise en charge dans trois centres de traitement ambulatoire de la Croix-Rouge Française en Afrique. Cahiers Santé vol. 18, n° 2, avril-mai-juin 2008.

41. Libaudière C, Sibille B, Bakala N, Mattei J.F, et al. Problématique du médicament dans les centres de traitement ambulatoire de la Croix-Rouge Française au Congo. Med Trop 2006; 66 : 598-601.

42. Rivière P. Après Pretoria, quelle politique contre le sida ? Disponible à « www.monde-diplomatique.fr/dossiers/pretoria/ », le 20/04/2001.

43. MSF. Pretoria : chronique d'un mauvais procès. Disponible à « www.msf.fr/actualite/articles/pretoria-chronique-mauvais-proces », le 07/04/2008.

44. United Nations. L'Assemblée du millénaire, déclaration du sommet du millénaire, du 6 au 8 septembre 2000. Disponible à « http://www.un.org/french/millenaire/ ».

45. Lutter contre le sida, la tuberculose et le paludisme. Disponible à « http://www.theglobalfund.org/fr/about/diseases/ ».

46. CRF. L'organisation de la Croix-Rouge. Disponible à « http://www.croix-rouge.fr/La-Croix-Rouge/Un-mouvement-international/Organisation ».

47. CRF. Rapport d'activités 2007 et Rapport d'activités 2008. Disponible à « http://www.croix-rouge.fr » dans l'onglet « rechercher ».

48. CRF. Actions de lutte contre le sida, Rapport d'activité 2008. Disponible à « http://www.croix-rouge.fr » dans l'onglet « rechercher ».

49. CTA de Brazzaville, Rapport d'activités 2010 [28].

50. OMS. Traitement antirétroviral de l'infection à VIH chez l'adulte et l'adolescent en situation de ressources limitées : vers un accès universel. Recommandations pour une approche de santé publique. Version 2006. Disponible à« http://www.who.int/hiv/pub/guidelines/artadultguidelines_fr.pdf ».

51. OMS. Recommandations rapides. Traitement antirétroviral de l'infection à VIH chez l'adulte et l'adolescent. Novembre 2009. Disponible à « http://www.who.int/hiv/pub/arv/rapid_advice_art_fr.pdf ».

52. AERES. Rapport de l'AERES sur l'unité : Microbiologie Fondamentale et Pathogénicité (MPF) sous tutelle des établissements et organismes : Université Bordeaux 2 / CNRS / Inserm (pour une équipe). Mai 2010. Disponible à « www.aeres-evaluation.fr/.../EVAL-0331765P-S2110054499-UR-RAPPORT ».

53. ANRS AC11 Resistance Study Group PCR and Sequencing Procedures. HIV-1 Version February 2008. Disponible à «http://www.hivfrenchresistance.org/».

54. Deshpande A, Karki S, Recordon-Pinson P, Fleury HJ. Drug resistance mutations in HIV type 1 isolates from naive patients eligible for first line antiretroviral therapy in JJ Hospital, Mumbai, India. AIDS Res Hum Retroviruses 2011 Dec;27(12):1345-7.

55. Takemura T, Ekwalanga M, Bikandou B, et al. A novel simian immunodeficiency virus from black mangabey (Lophocebus aterrimus) in the Democratic Republic of Congo. Journal of General Virology (2005), 86, 1967–1971.

56. HIV Drug Resistance Mutations by Drug Class (November 6, 2009). Disponible à «http://hivdb.stanford.edu».

57.   ANRS - AC 11. Resistance group genotype interpretation. Disponible à
      «http://www.hivfrenchresistance.org/ANRS - AC 11 : resistance group
      genotype interpretation».

58.   Bennett DE, Camacho RJ, Otelea D, et al. Drug resistance mutations
      for surveillance of transmitted HIV-1 drug resistance: 2009 update.
      PLoS One 2009;4:e4724.

59.   Letunic and Bork (2006) Bioinformatics 23(1):127-8 and Letunic and
      Bork (2011). Nucleic Acids Res doi: 10. 1093/nar/gkr201. Disponible à
      «http://itol.embl.de/».

60.   Dean AG, Arner TG, Sunki GG, et al. Epi Info, a database and statistics
      program for public health professionals. Centers for Disease Control
      and   Prevention,   Atlanta,   Georgia,   USA,   2002.   Disponible   à
      «www.cdc.gov/epiinfo».

61.   Carr et al. HIV-1 recombinants with multiple parental strains in low-
      prevalence,   remote   regions   of   Cameroon: Evolutionary   relics.
      Retrovirology 2010, 7:39.

62.   Djoko C , Rimoin A , Vidal N, Delaporte E, Peeters M, et al. High HIV
      Type 1 Group M pol Diversity and Low Rate of Antiretroviral Resistance
      Mutations Among the Uniformed Services in Kinshasa, Democratic
      Republic of the Congo. AIDS Res Hum Retroviruses Volume 27,
      Number 3, 2011.

63.   Van der Kuyl A et Cornelissen M. Identifying HIV-1 dual infections.
      Retrovirology 2007,4:67.

64.   Buvé A, Bishikwabo-Nsarhaza K, Mutangadura G. The spread and
      effect of HIV-1 infection in sub-Saharan Africa. Lancet 2002;359:2011-
      17.

65.   Monleau M, Montavon C, Laurent C, et al. Evaluation of Different RNA
      Extraction Methods and Storage Conditions of Dried Plasma or Blood
      Spots for Human Immunodeficiency Virus Type 1 RNA Quantification

and PCR Amplification for Drug Resistance Testing. Journal of clinical microbiology, Apr. 2009, p. 1107–1118.

66. Aghokeng AF, Vergne L, Mpoudi-Ngole E, Delaporte E, Peeters M, et al. Evaluation of transmitted HIV drug resistance among recently-infected antenatal clinic attendees in four Central African countries. Antivir Ther. 2009;14(3):401-11.

67. Mintsa-Ndong A, Caron M, Plantier JC, etal. High HIV Type 1 Prevalence and Wide Genetic Diversity with Dominance of Recombinant Strains But Low Level of Antiretroviral Drug-Resistance Mutations in Untreated Patients in Northeast Gabon, Central Africa. AIDS Res Hum Retroviruses 2009 ;25(4) :411-418.

68. Péré H, Charpentier C, Mbelesso P, Bélec L, et al. Virological Response and Resistance Profiles After 24 Months of First-Line Antiretroviral Treatment in Adults Living in Bangui, Central African Republic. AIDS Res Hum Retroviruses 2011; 27 (XX):1-9.

69. Paredes R, Sagar Manish, Marconi V, et al. In Vivo Fitness Cost of the M184V Mutation in Multidrug-Resistant Human Immunodeficiency Virus Type 1 in the Absence of Lamivudine. Journal of Virology, Feb. 2009, p. 2038–2043.

70. Hall DB, Wainberg M. Clinical trial evidence with respect to the use of 3TC to maintain M184V mutations in patients changing therapy. Antiviral Therapy 2010; 17 suppl 1: A114. Abstract presented at the International Workshop on HIV and Hepatitis Virus Drug Resistance an Curative Strategies. June 5-9 2012, Melia Sitges, Sitges, Spain.

Annexes

Annexe 1. Classification de la maladie à VIH chez l'adulte et l'adulte et l'adolescent (Stades cliniques OMS), www.who.int/hiv, recommandations 2006.

Stade clinique 1
Asymptomatique Lymphadénopathie généralisée persistante

Stade clinique 2
Perte de poids modérée inexpliquée [a] (< 10 % du poids estimé ou mesuré) [b] Infections récurrentes de voies respiratoires supérieures (sinusite, amygdalite, otite moyenne et pharyngite) Zona Chéilite angulaire Ulcérations buccales récurrentes Prurigo Dermite séborrhéique Infections fongiques de l'ongle

Stade clinique 3
Perte de poids sévère inexpliquée [a] (> 10 % du poids estimé ou mesuré) Diarrhée chronique inexpliquée [a] depuis plus d'un mois Fièvre persistante inexpliquée [a] (plus de 37,5 °C, intermittente ou constante, depuis plus d'un mois) Candidose buccale persistante Leucoplasie chevelue de la cavité buccale Tuberculose pulmonaire (actuelle) Infections bactériennes graves (par exemple pneumonie, empyème, pyomyosite, infection ostéoarticulaire, méningite ou bactériémie) Stomatite ou gingivite nécrosante aiguë ou parodontite nécrosante aiguë Anémie (< 8 g/dl), neutropénie (< 0,5 × 109 par litre) et/ou thrombocytopénie chronique (< 50 × 10⁹ par litre) inexpliquées

Stade clinique 4 [c]

Syndrome cachectique dû au VIH

Pneumonie à Pneumocystis

Pneumonie bactérienne récurrente

Infection herpétique chronique (bucco-labiale, génitale ou ano-rectale de durée supérieure à un
    mois, ou viscérale quel que soit le site)

Candidose œsophagienne (ou candidose trachéale, bronchique ou pulmonaire)

Tuberculose extrapulmonaire

Sarcome de Kaposi

Infection à cytomégalovirus (rétinite ou infection d'autres organes)

Toxoplasmose cérébrale

Encéphalopathie à VIH

Cryptococcose extrapulmonaire (y compris méningite)

Infection mycobactérienne non tuberculeuse disséminée

Leucoencéphalopathie multifocale progressive

Cryptosporidiose chronique

Isosporose chronique

Mycose disséminée (coccidioïdomycose ou histoplasmose)

Septicémie récurrente (y compris à Salmonella non typhoïdique)

Lymphome cérébral ou lymphome non hodgkinien à cellules B

Carcinome invasif du col de l'utérus

Leishmaniose atypique disséminée

Néphropathie symptomatique associée au VIH ou myocardiopathie symptomatique associée au VIH

a   Qui n'est pas expliqué(e) par une autre affection.

b   L'estimation du poids chez la femme enceinte doit tenir compte de la prise de poids liée à la grossesse.

c   Certaines autres affections spécifiques peuvent être incluses dans les classifications régionales, par exemple
    la réactivation de la trypanosomiase américaine (méningo-encéphalite et/ou myocardite) dans la Région OMS
    des Amériques, la pénicillinose en Asie et la fistule recto-vaginale associée au VIH en Afrique.

Source : *Revised WHO clinical staging and immunological classification of HIV and case definition of HIV for surveillance.* 2006.

Annexe 2. Extrait de ANRS - AC 11 : Résistance Group Genotype Interpretation. Version n°21, octobre 2011.

ANRS - AC 11 : RESISTANCE GROUP

GENOTYPE INTERPRETATION: NUCLEOSIDE AND NUCLEOTIDE REVERSE TRANSCRIPTASE INHIBITORS

	Mutations associated with resistance	Mutations associated with «possible resistance»
ZDV	• T215Y/F • At least 3 mutations among : M41L, D67N, K70R, L210W, T215A/C/D/E/G/H/I/L/N/S/V, K219Q/E [1, 2, 3, 4] • Q151M • Insertion at codon 69	• T215A/C/D/E/G/H/I/L/N/S/V [1, 2, 3, 4]
3TC/FTC	• M184V/I • Insertion at codon 69	• K65R [11, 12, 16] • Q151M
ddI	• At least a score of + 2 among: M41L + T69D + 215Y/F + K219Q/E – K70R – M184 V/I [5, 14, 15, 17, 18] • L74V/I [19] • Q151M • Insertion at codon 69	• K65R [11, 12]
d4T	• V75A/M/S/T • T215Y/F [6] • At least 3 mutations among : M41L, D67N, K70R, L210W, T215A/C/D/E/G/H/I/L/N/S/V, K219Q/E [4, 7, 14, 15] • K65R [30, 31, 32] • Q151M • Insertion at codon 69	• T215A/C/D/E/G/H/I/L/N/S/V [4, 7]
ABC	• At least 4 mutations among : M41L, D67N, M184V/I, L210W, T215Y/F [8, 19, 29] • K65R [9, 11, 12] • L74V/I [24, 25, 26, 27, 28, 29] • Y115F • Q151M • Insertion at codon 69	• 3 mutations among : M41L, D67N, M184V/I, L210W, T215Y/F [8, 19, 29]
TDF	• At least 6 mutations among: M41L, E44D, D67N, T69D/N/S, L74V/I, L210W, T215Y/F [13, 20, 33] • K66R [9, 10, 11, 12] • Insertion at codon 69 • K70E [21, 22, 23]	• 3, 4 or 5 mutations among: M41L, E44D, D67N, T69D/N/S, L74V/I, L210W, T215Y/F [13, 33]

ZDV: zidovudine, 3TC: lamivudine, FTC: emtricitabine, ddi: didanosine, d4T: stavudine, ABC: abacavir, TDF: tenofovir

	Mutations associated with resistance	Mutations associated with « possible resistance »
EFV	• L100I • K101E • K103H/N/S/T [1] • V106M [2] • E138K [12, 13] • Y181C/I • Y188C/L • G190A/C/E/Q/S/T/V • P225H • M230L	
NVP	• A98S (for HIV-1 subtype C only) [3] • L100I • K101E • K103H/N/S/T [1] • V106A/M [2] • Y181C/I • Y188C/H/L • G190A/C/E/Q/S/T/V • M230L	• E138K [13]

ETR	• At least 4 among: V90I, A98G, L100I,
	  K101E/H/I/P/R, V106I, V179D/F/II/L/M/T, Y181C/I,
	  G190A/S, M230L [4, 7, 8, 9, 10, 11]
	• E138K [12, 13]
	• Y181V [5, 6]
	• Y181C+H221Y [7]
		• 3 mutations among: V90I, A98G, L100I, K101E/H/I/P/R,
		  V106I, V179D/F/II/L/M/T, Y181C/I, G190A/S, M230L [4, 7, 8,
		  9, 10, 11]
		• E138A/G/Q/R [5, 6, 7, 8]

RPV	• K101E/P [9, 13] • E138A/G/K/Q/R/S [12, 13, 14] • V179L [9] • Y181C/I/V [13] • Y188L [9] • H221Y [13] • M230I/L/V [9] • L100I + K103N [9]	

EFV: efavirenz, NVP: nevirapine, ETR: etravirine, RPV : rilpivirine

118

ANRS - AC 11 : RESISTANCE GROUP
GENOTYPE INTERPRETATION: PROTEASE INHIBITORS

	Mutations associated with resistance	Mutations associated with « possible resistance »
IDV	• M46I/L • V82A/F/M/S/T [11] • I84A/V [8] • L90M and at least 2 among : K20M/R, L24I, V32I, M36I, I54V/L/M/T, G73S/A, V77I	• L90M
SQV/RTV 1000/100 mg BID	• G48V • At least 4 mutations among: L10F/I/M/R/V, I15A/V, K20I/M/R/T, L24I, I62V, G73S/T, V82A/F/S/T, I84V, L90M [9]	• 3 mutations among: L10F/I/M/R/V, I15A/V, K20I/M/R/T, L24I, I62V, G73S/T, V82A/F/S/T, I84V, L90M [9]
NFV	• D30N • I84A/V [8] • N88S/D • L90M	• V82A/F/S/T and at least 2 among: L10I, M36I, M46I/L, I54V/L/M/T, A71V/T, V77I [1]
FPV/RTV 700/100 mg BID	• I50V • V32I and I47A/V [2, 13, 14] • At least 4 mutations among: L10F/I/V, L33F, M36I, I54A/L/M/S/T/V, I62V, V82A/C/F/G, I84V, L90M [2, 20]	
LPV/r	• At least 6 mutations among: L10F/I/R/V, K20M/R, L24I, L33F, M46I/L, I50V, F53L, I54M/L/T/V, L63P, A71I/L/V/T, V82A/F/S/T, I84V, L90M [3, 4, 5, 21] • I47A [15, 16] • L76V [18, 19]	• 4 or 5 mutations among; L10F/I/R/V, K20M/R, L24I, L33F, M46I/L, I50V, F53L, I54M/L/T/V, L63P, A71I/L/V/T, V82A/F/S/T, I84V, L90M [3, 4, 5, 21]
ATV/RTV 300/100 mg QD	• I50L [6] • At least 3 mutations among: L10F/I/N, G16E, L33F/I/V, M46I/L, D60E, I84V, I85V, L90M [7, 12, 22]	
TPV/RTV 500/200 mg BID	• At least a score of + 3* : 36I/L/V – 53L/W/Y + 58E + 69I/K/N/Q/R/Y + 89I/M/R/T/V [10, 23]	• A score of + 2* : 36I/L/V – 53L/W/Y + 58E + 69I/K/N/Q/R/Y + 89I/M/R/T/V [10, 23]
DRV/RTV 600/100 mg BID	• At least 4 mutations among: V11I, V32I, L33F, I47V, I50V, I54L/M, T74P, L76V, I84V, L89V [17, 24, 25, 26]	• 3 mutations among: V11I, V32I, L33F, I47V, I50V, I54L/M, T74P, L76V, I84V, L89V [17, 24, 25, 26]

IDV : indinavir, SQV : saquinavir, NFV : nelfinavir, RTV : ritonavir, FPV : fosamprenavir, LPV : lopinavir, ATV : atazanavir, TPV : tipranavir, DRV : darunavir. V82A is associated with better virological response to darunavir [27].
* Insufficient data for HIV-1 subtype non-B.

Annexe 3. Formulaire de consentement

Informations générales sur l'étude :

- Objet de l'étude :

« Etude des sous types génotypiques du VIH1 au Congo Brazzaville »

Nous vous invitons à participer à une étude qui cherche à décrire les différents types de virus qui circulent au Congo-Brazzaville.

Pour cela nous comptons effectuer des prélèvements de sang, chez des personnes répondant à certains critères dont vous faites partie. Ces prélèvements seront ensuite analysés en France dans un laboratoire publique agréé.

- Intérêt général :

Cette étude permettra de mettre en évidence les différents sous-types circulant dans le pays ainsi qu'un profil des résistances acquises chez les personnes sous antirétroviraux. Ceci dans le but d'améliorer la qualité de la prise en charge des personnes vivant avec le VIH.

- Intérêt individuel :

La participation à cette étude est volontaire et bénévole. Elle permettra d'améliorer la qualité de votre prise en charge future, en se basant sur les résultats de l'analyse de votre sang.

- Confidentialité :

Les prélèvements effectués sur site seront rendus anonymes et le resteront tout au long du processus jusqu'à analyse.

Consentement écrit

Je, soussigné(e)..,

certifie :

- avoir pris connaissance que ma participation est volontaire et bénévole ;

- avoir librement donné mon accord pour participer à cette étude ;

- avoir pu poser les questions que je voulais.

Date et signature du participant

Annexe 4. Arbres phylogénétiques des gènes RT amplifiés

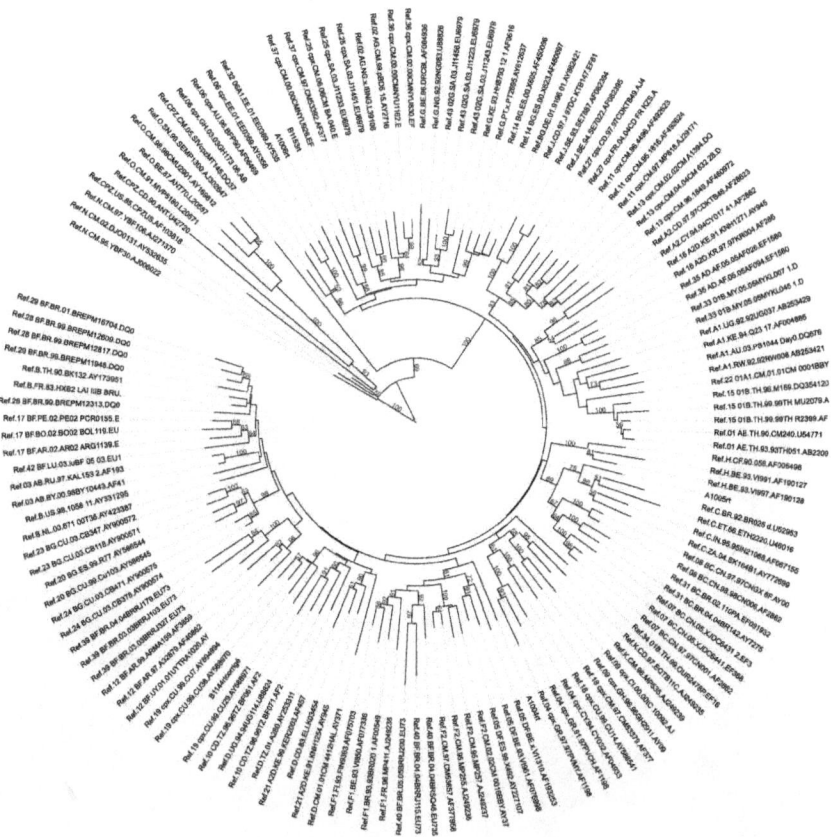

Isolats dont la séquence RT est tronquée au début .

Annexe 5. Arbre phylogénétique des gènes Prot amplifiés

Annexe 6. Arbre phylogénétique B1109 seul

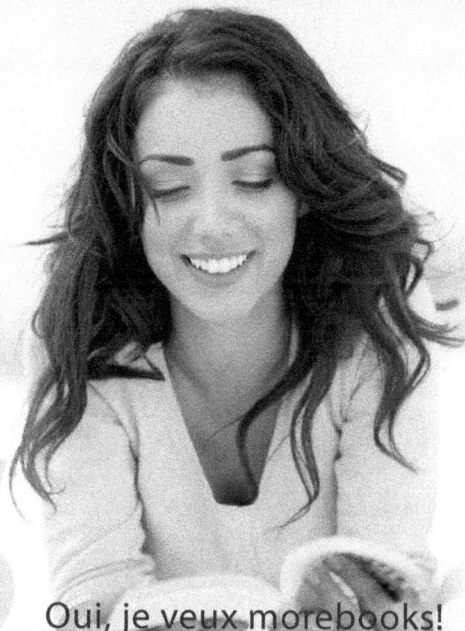

www.ingramcontent.com/pod-product-compliance
Lightning Source LLC
Chambersburg PA
CBHW021107210326
41598CB00016B/1370